医务人员职业防护

YIWU RENYUAN ZHIYE FANGHU

主　　编	郑丹丹	汪　莉	曾　伟		
副 主 编	赵玲莉	张红英	韦梦燕		
编　　者	（以姓氏笔画为序）				
	马　英	韦梦燕	方金菊	甘泳江	苏锦绣
	李若琳	李建民	李常秋	汪　莉	张红英
	庞舒娴	郑丹丹	赵玲莉	黄　媞	黄文伶
	黄建建	黄春燕	曾　伟	零　枝	熊国栋
	磨丽莉				
操作演示	韦宜杏	田冬云	陈建莹	吕姗玲	颜佳涛
	张锦干	郑　怡	陆耀盛	程瑞顺	
摄　　影	陈　郁	王琦琦	陈永尚	赵建龙	吕　森
	农宇婷				

华中科技大学出版社
http://press.hust.edu.cn
中国·武汉

内 容 简 介

本教材共分为医务人员的职业暴露、医务人员的职业防护、医务人员锐器伤的防护、医务人员职业性肌肉骨骼疾患的防护、医务人员化疗药物损伤的防护、医务人员对暴力侵袭的防护六个单元。

本教材可促使医学生正确认知职业危害、树立职业卫生的防护意识,培养应对职业危害的防护能力,使医学生能够熟练掌握和运用职业防护措施,对于维护医学生自身安全和促进整个职业生涯都大有裨益。本教材适合职业院校医学相关专业学生及医务人员使用。

图书在版编目(CIP)数据

医务人员职业防护/郑丹丹,汪莉,曾伟主编. —武汉:华中科技大学出版社,2023.8(2025.1重印)
ISBN 978-7-5680-9881-6

Ⅰ.①医… Ⅱ.①郑… ②汪… ③曾… Ⅲ.①医药卫生人员-职业病-预防(卫生) Ⅳ.①R135

中国国家版本馆 CIP 数据核字(2023)第 149892 号

医务人员职业防护
Yiwu Renyuan Zhiye Fanghu

郑丹丹 汪 莉 曾 伟 主编

策划编辑:汪飒婷
责任编辑:余 雯 李艳艳
封面设计:原色设计
责任校对:朱 霞
责任监印:周治超

出版发行:华中科技大学出版社(中国·武汉)	电话:(027)81321913
武汉市东湖新技术开发区华工科技园	邮编:430223

录 排:华中科技大学惠友文印中心
印 刷:武汉科源印刷设计有限公司
开 本:787mm×1092mm 1/16
印 张:6.5
字 数:150千字
版 次:2025年1月第1版第2次印刷
定 价:42.00元

本书若有印装质量问题,请向出版社营销中心调换
全国免费服务热线:400-6679-118 竭诚为您服务
版权所有 侵权必究

主编简介

郑丹丹，主任护师，南宁市第五人民医院副院长，第七、第八批南宁市新世纪学术和技术带头人培养人选。有 23 年医院临床一线工作经验及 10 年教育教学经验。研究方向为医务人员职业防护。主持及参与多项课题研究，荣获省、市、厅级课题成果奖 6 项，公开发表论文近 20 篇，主编教材 3 本。

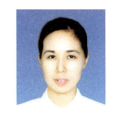

郑丹丹

汪莉，教授、硕士生导师，南宁市第二人民医院护理部主任，南宁市护理质控中心主任，中国性病艾滋病防治协会医护人员职业卫生防护专业委员会副秘书长，《职业卫生与应急救援》杂志编委。曾获得南宁市第九批拔尖人才，南宁市十大杰出青年。主持省、市级课题 7 项，主编护理学教材 2 本。

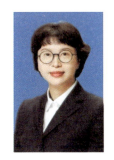

汪莉

曾伟，副主任医师、兼职副教授，南宁市卫生学校校长，中国民族医药学会疼痛学分会理事，广西预防医学会老年健康与医养结合专业委员会副主任委员，广西中西医结合学会医院管理委员会常务理事。参编教材 3 本，主持及参与 10 余项课题研究，发表论文 10 余篇。

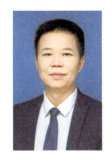

曾伟

前 言

党的二十大报告指出，"统筹职业教育、高等教育、继续教育协同创新，推进职普融通、产教融合、科教融汇，优化职业教育类型定位"，再次明确了职业教育的发展方向。从国内外职业教育实践来看，产教融合是职业教育的基本办学模式，也是职业教育发展的本质要求。

本教材是以培养医学生职业卫生防护意识、熟练掌握和运用职业卫生防护措施为能力目标，参考借鉴相关文献，结合目前医院职业卫生防护标准及岗位职业卫生防护要求而撰写的医务人员职业防护专用教材，具有较强的实用性和可操作性。本教材编者由具有丰富教学经验的教师及具有丰富临床经验的一线专家共同组成，由南宁市卫生学校和南宁市第二人民医院联合编写，较好地体现了产教融合及融合创新，是卫生健康与职业教育融合的成果。本教材在体系设计、内容构建及形式上做了以下新的尝试。

(1) 明确人才培养目标：本教材坚持立德树人，培养职业素养与专业知识、专业技能并重，德智体美劳全面发展的技能型专门人才。

(2) 贯彻现代职教理念：融入课堂思政，将知识目标、能力目标及思政目标有效结合。

(3) 教学内容贴近临床实践需求：按医院职业防护标准与岗位职业防护要求设置教学目标。

(4) 数字化学习资源与教材实现高度融合：书中设置二维码，对应数字化学习资源，全面体现了"以学生为中心"的教学理念。

尽管我们在本教材的编写过程中付出了辛苦和努力，但由于水平能力和时间有限，难免有疏漏之处，恳请使用本教材的广大读者惠予斧正。

编 者

目录 CONTENTS

- 1 第一单元　医务人员的职业暴露
- 15 第二单元　医务人员的职业防护
- 42 第三单元　医务人员锐器伤的防护
- 58 第四单元　医务人员职业性肌肉骨骼疾患的防护
- 73 第五单元　医务人员化疗药物损伤的防护
- 84 第六单元　医务人员对暴力侵袭的防护
- 96 参考文献

第一单元

医务人员的职业暴露

【知识目标】

1. 掌握医务人员职业暴露的概念。
2. 熟悉医务人员面临的职业暴露的种类及危害。
3. 了解医务人员职业暴露的现状。

【能力目标】

1. 能对医疗废弃物进行分类,并能按流程正确处置。
2. 能按医务人员各类职业防护的原则正确实施防护。
3. 在职业暴露发生后能按原则正确处置。
4. 在职业暴露发生后能按程序进行报告与评估。

【思政目标】

培养学生敬畏生命、尊重生命、关爱生命、守护生命的职业精神。

【案例探究】

患者李某,45岁,因"剧烈头痛伴呕吐3小时,意识不清30分钟"就诊,护士小李在给该患者测血压时,患者呕吐物飞沫喷到了小李脸上。护士小陈在给该患者抽血化验的过程中,手指不慎被针头扎破,经查询病史,该患者有梅毒病史。

根据案例进行小组讨论:医务人员在给李某诊疗过程中面临职业暴露的危害有哪些?谈谈对医务人员职业暴露防护的认知及作为医务人员应该如何关爱生命。

【知识精讲】

长期以来,医务人员在临床工作中常常面临着各种职业性危害,如物理性职业危害(如噪声、X线)、化学性职业危害(如消毒剂、含细胞毒素的药物)、生物性职业危害(如血液、体液、空气飞沫)、心理社会性职业危害(如歧视和暴力)等,因此医务人员的职业暴露问题应引起高度重视。

一、职业暴露

(一)定义

1. 职业暴露　由于职业关系而暴露在危险因素中,从而有可能损害健康或危及生命的情况。

2. 医务人员职业暴露　医务人员在从事诊疗、护理活动过程中接触有毒、有害物质,或感染病原体,从而损害健康或危及生命的一类职业暴露,包括感染性职业暴露、化学性职业暴露、放射性职业暴露及其他的职业暴露。

3. 医务人员职业危害 医务人员在从事诊疗、护理活动过程中可能导致职业病或职业相关疾病的各种原因,包括化学、物理、生物因素以及其他有害因素。

(二)医务人员职业危害的分类

医务人员由于工作的特殊性,面临着多种职业性危害,常见的有物理性职业危害、化学性职业危害、生物性职业危害、心理社会性职业危害等。

1. 物理性职业危害 包括电离辐射、医疗锐器伤、紫外线和噪声等。电离辐射会导致白细胞减少、放射性疾病,致癌、致畸等。用紫外线进行空气消毒时可以引起角膜炎、结膜炎及皮肤红斑,紫外线照射产生的臭氧对呼吸道也有损害。其中,医疗锐器伤是护理人员常见的职业危害之一。

1)电离辐射 医务人员在诊断、治疗过程中暴露在放射线环境中,如X线摄片、造影检查、各种定位检查以及介入、放疗等诊疗过程。

(1)电离辐射的危害:过量电离辐射可导致人体严重损害。人体受各种电离辐射而产生的损伤总称为放射性疾病,包括:①全身性放射性疾病,如急、慢性放射病;②局部放射性疾病,如急、慢性放射性皮炎、辐射性白内障;③放射性辐射所致远期损伤,如白血病等。

(2)电离辐射的防护。

①在放射线环境区域中设置防辐射的警示标识,工作时尽量缩短接触射线的时间以减少危害,定期脱离放射环境以减少射线的照射及积蓄。

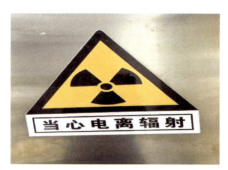
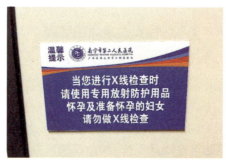
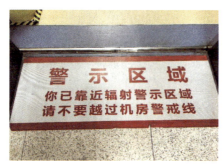
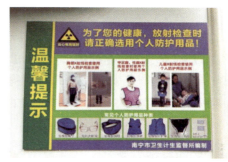

工作区域防辐射的警示标识

②医务人员在对患者进行X光透视、摄片操作时,应穿戴铅橡胶防护衣,佩戴铅橡胶围裙、专用防护眼镜、防护手套等。在不影响正常操作的条件下,使身体尽量远离X射线管和患者,避开有用线束的直射线。对患者要严格掌握其适应证,在保证诊断质量

的前提下,尽量缩短照射时间,并用铅橡胶板屏蔽非检查部位。

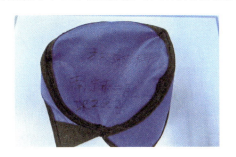

铅橡胶帽子

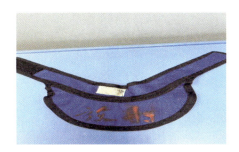

铅橡胶围脖

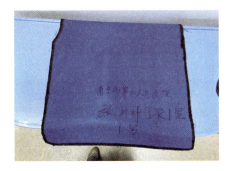

铅橡胶围裙

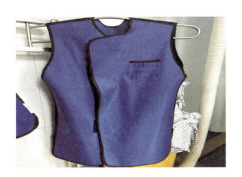

铅橡胶防护衣

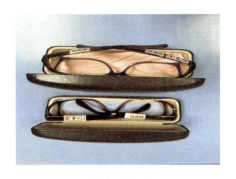

铅防护眼镜

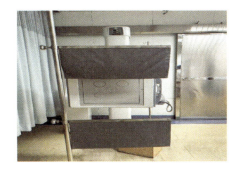

升降式铅防护帘

③加强通风换气,消除X线机房内有害物质;在工作中加强自身防护,在患者拍片过程中,医务人员应暂时回避或者穿防护衣;术中需要行X线透视者,上手术台前必须穿好防护衣,并在手术室安全的范围内设置铅防护帘;对暴露于放射线中的人员(包括患者)应进行合理安排,避免短时间内接受大剂量X线照射。

2)噪声 噪声污染长期以来一直没有引起足够重视,事实上医院的噪声污染相当严重,对医务人员的健康造成了非常严重的影响。外科及手术室存在很多的噪声污染源,如电锯、气钻、金属门窗的开关、器械车轮的摩擦、电动吸引器、心电监测系统及玻璃器皿的碰撞声等均可成为噪声源。

(1)噪声的危害:长期处于噪声的工作环境下会影响人体的内分泌、心血管和听觉系统等的正常生理功能,使医务人员注意力不集中,精力分散,致使工作中容易出错。

(2)噪声的防护:在工作中应尽量减少噪声,操作应迅速、轻柔。选择噪声小、功能好的新仪器设备,并定人定期检查、添加润滑剂等。噪声大的陈旧仪器、设备应尽量

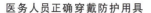
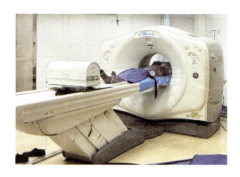

医务人员正确穿戴防护用具　　　　　　操作中患者的防护

淘汰。

3）紫外线　紫外线在医院中广泛用于空气消毒。

（1）紫外线的危害：长时间暴露于紫外线环境下，可以造成医务人员眼睛和皮肤损害，如紫外线眼炎、皮肤灼伤、红斑或过敏性皮炎等。

（2）紫外线的防护：医务人员一定要有自我保护意识和自我防护措施，进行紫外线照射或紫外线强度监测时，应佩戴防护眼罩、帽子、口罩等，避免皮肤黏膜直接暴露在紫外线下。所有的紫外线灯开关应安装在室外，严禁紫外线消毒时进入消毒区域。

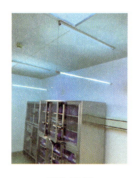
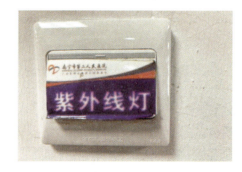

紫外线灯　　　　　　　　　　　　　　紫外线灯开关

4）医疗锐器伤　医务人员在日常工作中使用的锐利器械较多，如刀、剪、针、钩等，这些锐器在工作中使用频繁，极易造成损伤。

（1）锐器伤的危害：医务人员进行不安全的注射操作可传播疾病，包括艾滋病、乙型肝炎和丙型肝炎，可对患者和医务人员构成直接危害。在职业感染的医务人员中，有80%是由于锐器伤。导致医务人员发生锐器伤排名前五位的锐器是玻璃安瓿、一次性注射器针、手术缝针、一次性输液钢针/头皮针、采血针。经锐器伤而发生传播的20余种疾病中，最常见的是乙型肝炎、梅毒、丙型肝炎和艾滋病，它们通过血液传播的效率很高，接触一次被污染的锐器即有可能被感染。

（2）锐器伤的防护：在医院内推广使用安全器具，规范各项与锐器有关的操作流程，正确处理医疗废弃物。对刚刚上岗的年轻医务人员要严格带教，规范其操作，完善患者术前生化检查，准确了解其肝炎和艾滋病病毒携带情况，并重点做好此类手术围手术期的安全防护，对术前无法确定病毒携带情况的患者，一律按感染患者处理术中用物。

2. 化学性职业危害

1）化学消毒剂　如福尔马林、戊二醛、碘、环氧乙烷、酒精、甲苯等。

(1)化学消毒剂的危害:这些消毒剂均是挥发性化学制剂,在使用过程中散发的气体具有强烈的刺激性和腐蚀性,会对工作环境造成一定污染,挥发在空气中被人体吸入后可导致支气管黏膜水肿,长期刺激可引起支气管炎,最终导致呼吸系统的损害。另外,化学消毒剂对人的眼睛也有刺激作用,可引起流泪、模糊、视物不清等,直接接触人体时还会造成皮肤、黏膜、呼吸道的损伤,以及引起接触性皮炎或过敏反应。总之,这些化学消毒剂对人的皮肤、呼吸系统、消化系统、神经系统等会造成损害。

(2)化学消毒剂危害的防护:医务人员特别是护士要熟练掌握常规使用的化学消毒剂的操作规程,要严格掌握化学消毒剂的有效浓度和剂量,使消毒剂的用量既能达到消毒目的,又不造成更大的危害和浪费。医务人员在检查和使用化学消毒剂时,必须戴口罩、帽子及手套,避免直接接触。如不慎溅到皮肤上或眼睛里,应立即用流动水反复冲洗。易挥发性消毒剂应密闭保存,并将消毒剂集中放置在阴凉通风处,以免造成环境污染。

2)化疗药物　化疗药物包括烷化剂、抗代谢药、抗肿瘤抗生素、植物来源的抗肿瘤药物及其衍生物、抗肿瘤激素类等。非细胞毒性药物以分子靶向抗肿瘤药物为主,如小分子激酶抑制剂、蛋白酶体抑制剂、组蛋白去乙酰化酶抑制剂、单克隆抗体药物、反义寡核苷酸类药物。

(1)化疗药物的危害:化疗药物可以通过皮肤、呼吸道、眼及消化道侵入人体,给医务人员造成健康危害,在配制药物、注射药物、废弃物和污染物处理等环节都有暴露风险。长期频繁接触抗肿瘤药物,即使剂量较小,也会因蓄积作用产生一些急慢性损伤,如恶心、皮疹、脱发、肝肾功能损害、听力下降、自然流产、先天畸形,甚至导致某些癌症发生率增高。

(2)化疗药物危害的防护:原卫生部印发并规定实施的《医疗机构药事管理暂行规定》中明确提出:医疗机构要根据临床需要建立抗肿瘤药物静脉液体配制中心,实行集中配制和供应。在符合药物生产质量管理规范标准(GMP)、依据药物特性设计的操作环境下,由接受过培训的医务人员严格按照操作程序,进行包括全静脉营养液、抗肿瘤药物和抗生素等药物的配制,这样才能实行经济有效的防护措施,并且有利于化疗污染物和废弃物的集中处置,使污染范围降到最小,有利于职业安全和环境保护。

3. 生物性职业危害

(1)生物性职业危害的定义:在医疗活动过程中,患者携带的细菌、病毒等病原微生物通过飞沫、血液、排泄物及其污染物等传播给医务人员,使医务人员有被感染相应病原微生物的危险。临床上最常见的由锐器伤引起的血源性传播疾病为艾滋病、乙型肝炎、丙型肝炎、梅毒等。

①细菌:医务人员经常接触患者的分泌物及排泄物,如检验科的医务人员因其职业的特殊性,每天要处理大量的临床标本,而标本中含有不同种类的微生物,如细菌、病毒、立克次体、寄生虫、衣原体和支原体等,因此检验科的医务人员每天都暴露于各种各样的危险因素之中。另外,外科医生在为患者做脓肿切开引流术、消化道手术及感染性疾病手术时均有被感染的危险。细菌可以经皮肤特别是有损伤的皮肤,或者以气溶胶的形式经呼吸道侵入人体而感染医务人员。常见的细菌有金黄色葡萄球菌、链球菌及大肠杆菌等,可以造成局部或全身感染,如疖、痈、淋巴管炎、菌血症、败血症等。

②病毒：

a.传染性肝炎：肝炎主要通过血液和血制品传播，也可通过密切接触传播。常见的肝炎病毒有乙型肝炎病毒(HBV)、丙型肝炎病毒(HCV)、戊型肝炎病毒(HEV)和庚型肝炎病毒(HGV)。医务人员是感染肝炎病毒的高风险人群，肝炎病毒最常见的感染途径是经皮肤黏膜，特别是经破损皮肤，而造成血行感染，如术中意外切割伤、针刺伤、患者的血液溅落到医务人员皮肤上或眼睛里等。传染媒介可以是污染的注射器、手术器械及其他可能被患者血液或唾液污染的物品。

b.艾滋病(AIDS)：艾滋病是传染性很强的疾病，其传染途径有经血液或血制品、性接触及母婴传染。医务人员经常与血液及血液制品直接接触，因此感染艾滋病病毒(HIV)的风险相当高。

(2)生物性职业危害的防护。

①提高防护意识：医务人员要充分认识 HBV、HCV、HIV 等病毒职业感染的严重性，了解各种传染病的病原微生物的传播方式，重视防护措施，自觉地做好自我防护。

②有效防止患者的血液或体液污染：医务人员接触有感染性的血液或体液时，均应有个人保护措施，如戴手套、口罩、帽子、护目镜、脚套，穿隔离衣、围裙等以防止意外接触患者血液或体液，如患者血液和体液不慎溅落到医务人员皮肤上或眼睛里，要立即用流动水冲净。在防护措施中，洗手和戴手套是最简便有效的方法，洗手可清除手部90%以上的微生物，用酒精擦手比用肥皂洗手能更明显地减少手部细菌数量，故医务人员在可能被污染的重要环节应使用75%酒精或0.5%碘伏等消毒液浸泡双手。

4.心理社会性职业危害 心理社会性职业危害是指医务人员因长期工作过度紧张，工作强度大，加上还需要处理复杂的人际关系，甚至还要应对医患纠纷等而导致的焦虑、急躁、抑郁、睡眠障碍等心理问题。

(1)心理疲劳：医务人员精神长期处于高度紧张状态，在遇有急重患者抢救时更为明显，容易造成焦虑和神经衰弱。

(2)心理疲劳的防护。

①合理安排工作和休息：在工作安排中，注意调整医务人员的分工，既要保证工作的连续性，又要注意缓解医务人员因工作压力带来的身心疲劳，注意节约体力和能量，合理设计工作流程，创造良好的工作环境，工作之余参加各种文体活动，劳逸结合，提高工作效率，使工作和生活节奏张弛有度。

②做好心理调整，保持最佳心理状态和良好的人际关系：同事之间要互相尊重，互相学习，互相支持，要有博大的胸怀和良好的心理素质，并能及时调整心理状态，不断增强心理适应力和心理承受力，并注意培养高雅的情趣，从而转移来自各方面不良因素的影响，减少心理疲劳的发生。

(三)目前医务人员职业防护的现状

(1)医务人员的职业防护培训力度不够，职业防护相关知识普及性不够，职业安全意识不强。

(2)有些医疗单位缺乏对医务人员职业防护工作的足够重视，没有制订完善的职业防护制度。

(3)医务人员职业防护用品不足或防护设施不完善。

(4)医务人员没有按规范要求使用职业防护用品，没有严格遵守护理操作规程。

(5)医务人员未能定期接种疫苗。

(6)医务人员未能定期体检。

二、职业暴露防控策略

随着医疗科学技术的进步,各种侵入性诊疗操作增加,同时,新的传染性病毒不断出现,医务人员长期服务各类疾病患者,也长期存在于职业暴露的风险中,接触患者的血液、体液已成为最常见、最具有威胁性的职业暴露事件。为了减少发生职业暴露事件的风险,我们必须逐步完善职业暴露的防控策略。

(一)建立专门的机构或部门

(1)建立和完善科学的防控体系。医院应设感控科,病区应设感控小组,负责感控管理的人员应接受专业培训。

(2)诊疗单位在建筑布局时,要考虑到有防传染的隔离设施。

(3)制订职业暴露防控相关规章制度和职业暴露处理规程。

(4)建立医务人员健康档案。合理安排医务人员每年定期进行健康体检和预防接种工作,加强职业健康教育,提高工作人员免疫力与抗病毒能力。

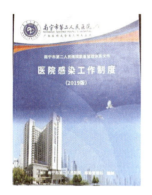

医院感染工作制度

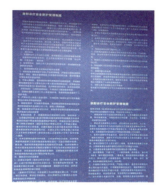

管理制度上墙

(二)加强个人职业防护

(1)加强培训:所有医务人员必须接受感控科的管理和培训,加强医务人员对医疗环境中职业感染危险性的认识,把职业安全教育作为继续教育培训的主要内容。

(2)做好标准预防与基于传播方式(感染途径)的预防措施。

(3)职业暴露后的处理原则。

①及时处理原则:医务人员发生职业暴露后,应按规程进行紧急处置。在有血源性病原体职业接触的高危科室安装冲淋器和洗眼器,临床各科室配备职业暴露处置箱,确保医务人员出现职业暴露后得到及时有效的处理。

②报告原则:发生职业暴露事件后,立即报告护士长及科主任,并进一步报告医院感控科。

③保密原则:发生职业暴露事件后,医院和有关知情人应为涉及职业暴露者及患者做好保密工作,每一个得到信息的机构或个人均不得向无关人员泄露职业暴露当事人的情况。

④知情同意原则:职业暴露预防性药物都有一定的毒副作用,育龄医务人员涉及妊娠问题时,工作人员要告知预防性用药的副作用,由当事人决定是否用药。

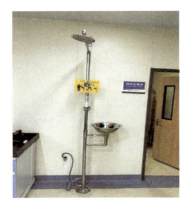
冲淋器

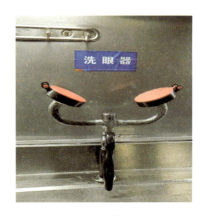
洗眼器

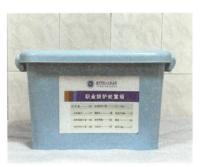
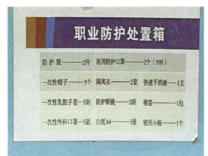
职业防护处置箱

(三)医疗废弃物的处置

医疗废弃物对医务人员和其他处理医疗废弃物的人员来说,职业危害性非常大。若不正确处理危险医疗废弃物并张贴标签,处理者就会处于极大的感染风险之中,全体医务人员、患者和靠近危险医疗废弃物的个人也会处于潜在风险之中。认真分类和分开收集医院废弃物是安全、正确管理医疗废弃物的关键。

医疗废弃物的种类包括高感染性废弃物、其他感染性废弃物、病理和解剖废弃物、锐器、化学品和药物废弃物、放射性废弃物、一般医疗废弃物。

世界卫生组织(WHO)推荐的医疗废弃物分类

废弃物种类	容器颜色和标记	容器种类
高感染性废弃物	黄色,标记"高感染性"和生物危害标识	能进行高压灭菌的坚固、防渗漏塑料袋或容器
其他感染性废弃物 病理和解剖废弃物	黄色,标记生物危害标识	防渗漏塑料袋或容器
锐器	黄色,标记"锐器"和生物危害标识	防刺穿容器
化学品和药物废弃物	棕色,张贴危险标识的标签	塑料袋或硬质容器
放射性废弃物	张贴放射性标识的标签	铅盒
一般医疗废弃物	黑色	塑料袋

注:引自《WHO手册医疗卫生活动的废弃物安全管理》第2版,2013。

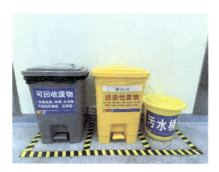
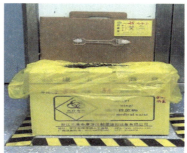

医疗废弃物的分类放置

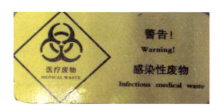
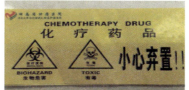

医疗废弃物的标记

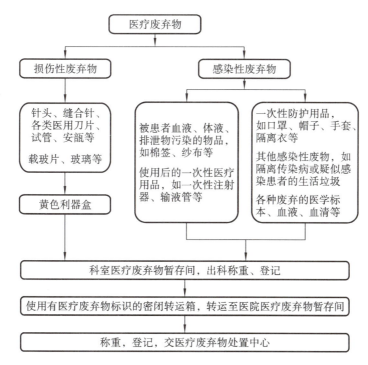

医疗废弃物的处置流程

三、职业暴露后的报告与评估

(一)职业暴露后的报告程序

1. 报告 发生职业暴露后,应尽快落实紧急处理措施,并在 30 分钟内向护士长报告。护士长在 2 小时内上报感控科,暴露源为 HIV 阳性或疑似患者,应当在暴露发生后 1 小时内上报。向上级部门报告的内容包括损伤时间、地点、被何物损伤、伤口多大多深、现场处理措施、医疗处理措施、处理记录、用药记录。

2. 登记 职业暴露后当事人立即填写职业暴露报告单。

3. 急查 检验科接到相应项目检验单后进行急查,迅速报告检验结果,并注意保存样本和资料。

(二)职业暴露后的评估

由感控科组织职业暴露处理小组成员对当事人的暴露类型、暴露程度和暴露源的病毒载量水平进行初步评估和确定,确定感染的危险性、暴露级别和是否需要实施暴露后预防给药。由感控科给出处理结论和意见,需要上报上级部门的,应立即上报备案。

(三)职业暴露后的随访和咨询

(1)感控科负责督促职业暴露当事人进行疫苗接种和化验,在暴露后的第4周、第8周、第12周及6个月时对HIV进行检测,并负责追踪确认检测结果和服用药物,对服用药物的毒性进行监控和处理。配合进行定期监测随访,如发生感染应观察和记录HIV感染的早期症状等。

(2)在处理过程中,感控科负责为职业暴露当事人提供咨询,必要时请心理医生帮助其减轻紧张、恐慌心理以稳定情绪。

【课后测试】

课后测试答案

一、选择题

1. 暴露源为HIV阳性或疑似患者,应当在暴露发生后( )内上报感控科。
A. 1小时　　　　B. 2小时　　　　C. 24小时　　　　D. 48小时

2. 护理人员最常见的职业损伤是( )。
A. 搬运伤　　　　B. 锐器伤　　　　C. 化学性损伤　　D. 生物性损伤

3. 物理性职业危害包括( )。
A. 电离辐射　　　B. 医疗锐器伤　　C. 噪声　　　　　D. 以上都是

4. 职业暴露的原因是( )。
A. 针刺伤　　　　B. 切割伤　　　　C. 直接接触　　　D. 以上都是

5. 医务人员发生HIV职业暴露后,感控科应当给予随访和咨询,内容包括( )。
A. 在暴露后的第4周、第8周、第12周及6个月时对艾滋病病毒进行检测
B. 对服用药物的毒性进行监控和处理
C. 观察和记录HIV感染的早期症状等
D. 以上都是

二、典型案例讨论

【案例】 某妇产科医生刘某,在为一位急产妇接生时施行人工破水,该产妇顺利产下一男婴。随后,刘某在术后常规洗手脱下手套时发现自己的右手中指有一刺破的伤口,立即进行了冲洗,但无法确认伤口何时产生。该产妇经检测证明是HIV感染者。刘某当即报告科室负责人及感控科,感控科当即向当地中国疾病预防控制中心(CDC)报告,CDC负责事故处理的同志对刘某受伤过程进行了详细了解,对局部创伤程度进行了评估,认定为轻度,确定暴露源为1级。由于刘某发现伤口及时,创伤程度轻,又做到了彻底洗手,专家认为不必预防性服药。但刘某坚决要求用药,感控科在向其说明药物副作用及相关事宜后,让刘某签订了知情同意书,采用基本用药方案,并给刘某抽血检

测,嘱其在第4周、第8周、第12周和6个月做HIV检测。将所有信息登记在艾滋病职业暴露人员个案登记表中,并请刘某和其领导确认记录情况属实,在登记表中签字。

分组讨论:医务人员在发生职业暴露事件后如何报告和评估?写出发生职业暴露的报告程序。

【临床考核】

考核目标:树立正确的个人职业防护意识。正确认识临床工作中发生职业暴露的类型,以及职业暴露对医务人员造成的危害,归纳医务人员发生职业暴露后的报告程序。学生在临床实践过程中,体现关爱生命的职业精神。

考核要求:考核包含形成性考核和综合性考核两部分。要求学生保质保量完成各项考核项目;要求带教教师认真完成考核结果的记录。本单元考核的结果作为本课程综合成绩评定的依据。

一、形成性考核

问题与回答	教师评价
1.谈谈你对医务人员发生职业暴露的危害性的理解。	
2.你在临床工作中会遇到哪些职业暴露?请举例说明。你认为应该如何防护?(至少写出3个)	
3.说一说发生职业暴露后的报告程序。	

续表

问题与回答	教师评价
4.说一说作为医务人员应该怎么看待职业暴露?	

评估结果
教师对学生的整体表现:满意□ 不满意□
教师评语:

教师签名:	日期:

学生反馈:

学生签名:	日期:

二、综合性考核(案例分析)

回答问题与现场考核	教师评价
1. 医务人员在为患者进行放射性操作时应有哪些防护措施?	
2. 电离辐射的危害有哪些?	
3. 临床工作中关于个人的职业防护,你认为医院在哪些方面还需要改进?	
评估结果	
教师对学生的整体表现:满意□ 不满意□	
教师评语:	
教师签名:	日期:

续表

学生反馈：	
学生签名：	日期：

第二单元

医务人员的职业防护

【知识目标】

1. 掌握标准预防的概念、基本特征和核心内容。
2. 了解一般防护的概念,熟悉分级防护的概念。

【能力目标】

1. 能正确实施分级防护。
2. 能正确使用个人防护用品。
3. 能正确实施标准预防及个人防护技术。

【思政目标】

培养学生"人民至上、生命至上"的职业精神。

【案例探究】

2019年12月以来,湖北省武汉市持续开展流感及相关疾病监测,发现多起病毒性肺炎病例,均诊断为病毒性肺炎/肺部感染。2020年1月20日,习近平总书记对新型冠状病毒感染的肺炎疫情做出重要指示,强调要把人民群众生命安全和身体健康放在第一位,坚决遏制疫情蔓延势头。1月27日,受习近平总书记委托,中共中央政治局常委、国务院总理、中央应对新型冠状病毒感染肺炎疫情工作领导小组组长李克强来到武汉,考察指导疫情防控工作,看望慰问患者和奋战在一线的医务人员。当地时间2020年1月30日晚,世界卫生组织(WHO)宣布,将新型冠状病毒疫情列为国际关注的突发公共卫生事件(PHEIC)。WHO 3月11日表示,新冠肺炎疫情的爆发已经构成一次全球性"大流行"。

根据案例进行小组讨论:为什么"新冠肺炎疫情的爆发"会引发全球性大流行?在抗疫中为什么医务人员被称为"白衣战士"?医务人员在工作中如何做好职业防护工作?

【知识精讲】

医务人员由于职业的特殊性,在工作过程中被其服务对象的体液、血液、排泄物和飞沫等感染的概率很大,其职业风险与职业防护问题必须加以重视。因此,加强对各医疗机构内医院感染管理人员的培训,强化医务人员的职业安全意识,加强防护措施,普及职业防护相关知识,建立健全相关制度,推广和强化标准预防,并在此基础上实施接触隔离、空气隔离和飞沫隔离,减少有可能造成医务人员感染的不必要的操作是避免医院感染、规避医务人员感染风险的有效途径。

一、医务人员的职业防护

职业防护是指针对职业损伤因素可能对机体造成的各种危害采取多种适宜的措施,避免其发生或将损伤程度降到最低,医务人员在不同的工作环境中可能会接触到不同的职业损伤因素,要避免或减少这些因素对医务人员健康的损害,最根本的方法是加强职业防护。

(一)一般防护

一般防护适用于普通门(急)诊、普通病房的医务人员。应严格遵守标准预防原则,工作时穿工作服,戴工作帽,戴外科口罩,认真执行手卫生。

(二)分级防护

分级防护是指医务人员应根据在工作时接触不同传染病患者或临床确诊传染病患者以及操作导致感染的危险性程度,采取适宜的防护措施。具体分级及相应防护要求应根据当时的疾病相关管理规定及上级文件要求等进行动态调整,以下以新型冠状病毒感染为例。

1. 一级防护

(1)适用范围:①对新型冠状病毒肺炎患者的密切接触者进行医学观察的人员;②样本运送人员;③一般呼吸道发热者;④门(急)诊的医务人员。

(2)防护要求:戴帽子,穿工作服、工作裤、隔离衣、工作鞋,戴医用外科口罩和医用乳胶手套。

2. 二级防护

(1)适用范围:①对新型冠状病毒肺炎患者的密切接触者、疑似病例或确诊病例进行流行病学调查的人员;②在疫源地进行终末消毒的人员;③在生物安全柜内对标本进行处理和检测的实验室人员;④负责患者转运的司机和医务人员;⑤进入新型冠状病毒肺炎患者隔离留观室、隔离病房或在隔离病区进行诊疗、清洁消毒的医务人员。

(2)防护要求:戴一次性帽子、医用防护口罩(N95)、护目镜或防护面罩(防雾型),穿医用防护服、防护靴套。

3. 三级防护

(1)适用范围:①对新型冠状病毒肺炎患者的密切接触者、疑似病例或确诊病例进行标本采集的人员;②标本处理和检测时可能产生气溶胶的操作人员;③对新型冠状病毒肺炎观察或确诊的病例实施可能产生气溶胶的近距离操作,如气管内插管、雾化治疗、鼻咽部抽吸、正压操作、复苏操作等的医务人员;④处理患者血液、分泌物、排泄物和死亡患者尸体的工作人员。

(2)防护要求:除按二级防护要求外,将护目镜或防护面罩(防雾性)换成全面型呼吸防护器或带电动送风过滤式呼吸器(正压式头套)。

二、标准预防

(一)标准预防的定义

将所有患者的血液、体液、分泌物、排泄物以及被其污染的物品均视为具有传染性的病源物质,医务人员接触这些物质时必须采取防护措施。包括手卫生,根据预期可能的暴露选用手套、隔离衣、口罩、护目镜或防护面罩,以及安全注射,也包括穿戴合适的防护用品处理患者环境中污染的物品与医疗器械等。

(二)标准预防的基本特点

1. 一视同仁 所有患者的血液、体液、分泌物、排泄物,都视为有传染性,均须防护;既要防止血源性疾病的传播,也要防止非血源性疾病的传播。

2. 双向防护 既要防止疾病从患者传至医务人员,又要防止疾病从医务人员传至患者。

3. 三种隔离 针对医患之间的三种传播方式,根据传播途径在标准预防的基础上做好接触隔离、飞沫隔离、空气隔离。

(三)标准预防的核心内容

(1)标准预防基于患者的血液、体液、分泌物(不包括汗液)、非完整皮肤和黏膜均可能含有感染因子的原则。

(2)医务人员接触预计可能发生的职业暴露采取的防护措施。包括手卫生,戴手套、口罩、护目镜或防护面罩及穿隔离衣。

(3)强调双向防护。既要预防疾病从患者传至医务人员,又要防止疾病从医务人员传至患者。

(四)标准预防的具体措施

(1)确保手卫生产品的可及性。

(2)遵守 WHO 手卫生实践要求。

(3)不回套针帽。

(4)在操作区域使用和配备防刺穿和防渗漏利器盒。

(5)根据血液接触类型正确使用个人防护用品。

(6)直接接触血液、破损皮肤和黏膜时使用手套。

(7)用防水敷料遮住医务人员身上所有割伤和磨损处。

(8)及时、仔细清洗血液溅出物。

三、个人防护用品(PPE)的使用

(一)口罩

口罩可以避免脸部(特别是口鼻)接触到感染性的血液或体液,和护目镜、面罩一起对脸部进行全面的保护。

1. 口罩的类型

(1)普通医用口罩:不具备外科口罩的标准,用于一般防护。

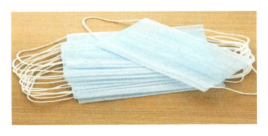
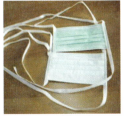

普通医用口罩

(2)外科口罩:外层有阻水层,可防止飞沫进入口罩里面;中层有过滤层,可阻隔 90% 的 5 μm 的颗粒;近口鼻的内层用于吸湿,用于呼吸道疾病的防护。

(3)医用防护口罩(N95):能过滤 95% 以上 0.3 μm 非油性颗粒,对病毒有阻隔作用。

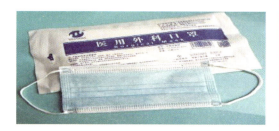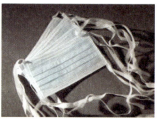

外科口罩

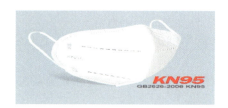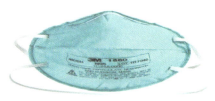

医用防护口罩（N95）

（4）全面型防护面罩：用于三级防护。

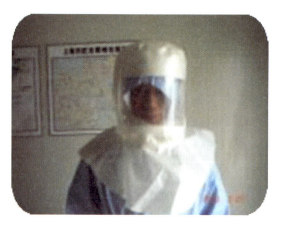

全面型防护面罩

2. 口罩的使用

（1）戴挂耳式外科口罩。

医用外科口罩
戴、摘脱技术

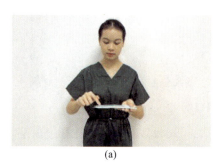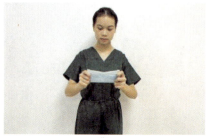

(a)　　　　　　　　　　　　(b)

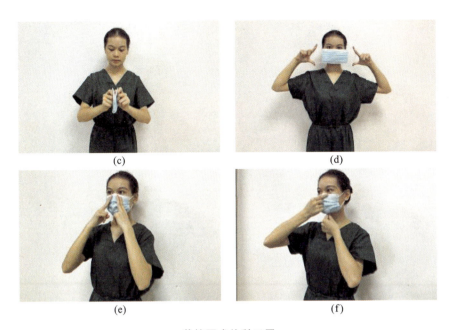

戴挂耳式外科口罩

注：(a)检查口罩包装是否完好；(b)取出口罩，金属鼻夹向上，检查口罩是否完好；(c)将口罩对折；(d)双手撑开双侧挂绳，挂至双耳；(e)从鼻夹根部向两边按压塑型；(f)向下拉开皱褶，使口罩完全包裹下颌。

（2）脱挂耳式外科口罩。

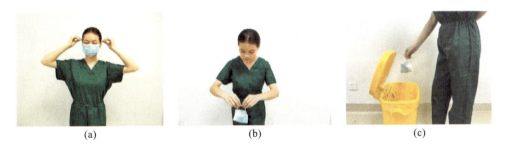

脱挂耳式外科口罩

注：(a)双手持两侧挂绳；(b)低头、闭眼、取下口罩；(c)弃于医疗垃圾桶。

（3）戴绑绳式外科口罩。

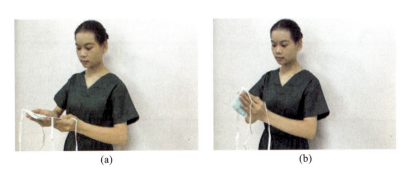

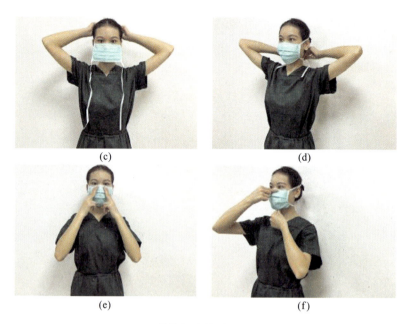

戴绑绳式外科口罩

注:(a)取出口罩,金属鼻夹向上,检查口罩是否完好;(b)将口罩对折;(c)上方系带系于头顶中部;(d)下方系带系于颈后;(e)从鼻夹根部向两边按压塑型;(f)向下拉开皱褶,使口罩完全包裹下颌。

(4)脱绑绳式外科口罩。

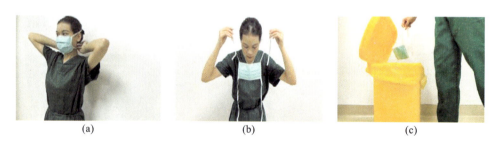

脱绑绳式外科口罩

注:(a)解开下方系带;(b)解开上方系带,低头、闭眼、取下口罩;(c)弃于医疗垃圾桶。

(5)戴医用防护口罩。

医用防护口罩
戴、摘脱技术

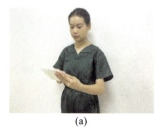
(a)

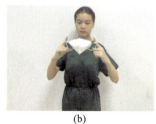
(b)

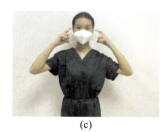
(c)

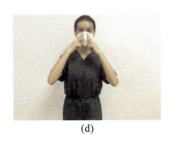 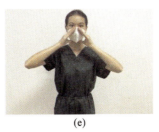

戴医用防护口罩

注:(a)检查口罩包装是否完好;(b)取出口罩,金属鼻夹向上,检查口罩是否完好;(c)双手撑开双侧挂绳,挂至双耳;(d)从鼻夹根部向两边按压塑型;(e)双手覆盖口罩,快速呼气、吸气,检查气密性。

(6)脱医用防护口罩。

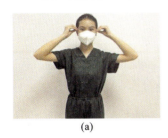 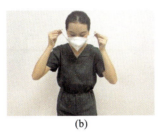 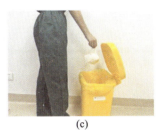

脱医用防护口罩

注:(a)双手持两侧挂绳;(b)低头、闭眼、取下口罩;(c)弃于医疗垃圾桶。

3. 戴脱口罩的注意事项

(1)佩戴口罩前后都必须清洁双手。
(2)口罩有颜色的一面向外,口罩由外向内分别为防水层、过滤层、吸湿层。
(3)系紧固定口罩的绳子或把口罩的橡筋绕在耳朵上,口罩完全覆盖口鼻和下颌。
(4)把口罩上的鼻夹沿鼻梁两侧按紧,使口罩紧贴面部。
(5)脱口罩时不要触碰口罩表面,应先解开系带或将戴在耳朵上的绳子脱下,然后弃于医疗垃圾桶。
(6)使用一次性口罩不得超过 4 小时,医用防护口罩能持续使用 6～8 小时,遇污染或潮湿应及时更换。

(二)工作帽

工作帽能防止医务人员的头发、头屑散落或头发被污染。布工作帽应保持清洁,每次或每天更换与清洗。一次性工作帽应一次性使用。被患者血液、体液污染时,应立即更换。医务人员进入污染区或洁净环境前、进行无菌操作时均应戴工作帽。

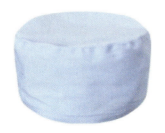 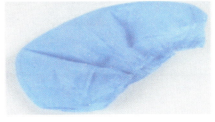

工作帽

工作帽戴、摘脱技术

1. 戴工作帽

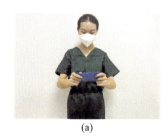
(a)
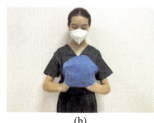
(b)
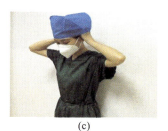
(c)

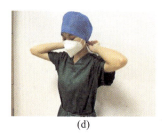
(d)
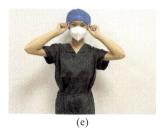
(e)

戴工作帽

注：(a)拿取工作帽；(b)双手撑开工作帽，检查是否完好；(c)从前向后戴上工作帽；(d)整理工作帽，使工作帽完全包裹头发；(e)整理工作帽，使工作帽完全包裹耳朵。

2. 单手脱工作帽

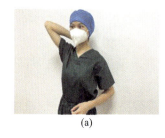
(a)
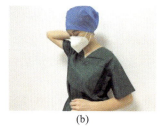
(b)
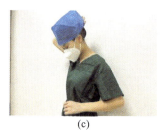
(c)

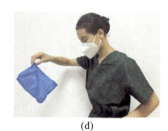
(d)
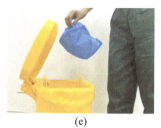
(e)

单手脱工作帽

注：(a)单手持工作帽后方；(b)低头、闭眼；(c)单手拉提工作帽后方；(d)从后向前将工作帽脱出；(e)将工作帽弃于医疗垃圾桶。

3. 双手脱工作帽

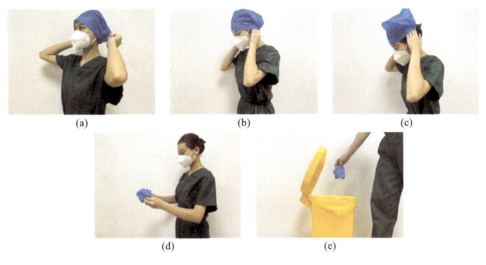

双手脱工作帽

注：(a)双手放于耳后伸入工作帽内；(b)低头、闭眼；(c)向上向前取下工作帽；
(d)由内向外翻转；(e)将工作帽弃于医疗垃圾桶。

（三）护目镜

护目镜是一种用于封闭或保护眼睛周围的护眼装置，主要用来防止血液、体液等侵袭眼睛。

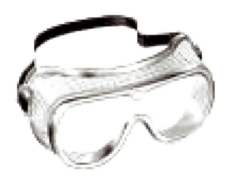

护目镜

1. 戴护目镜

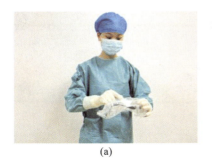
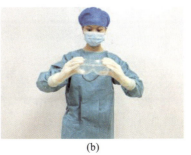

护目镜戴、摘脱技术

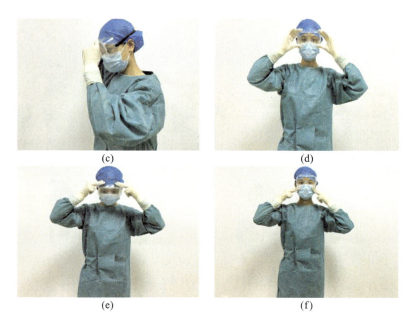

戴护目镜

注：(a)检查包装是否完好；(b)检查护目镜，取下护目镜的内、外层保护膜；(c)一手持护目镜前方，另一手持松紧带置于头顶中部；(d)调节护目镜舒适度；(e)使护目镜与眼部完全贴合；(f)使护目镜与脸部完全贴合。

2. 脱护目镜

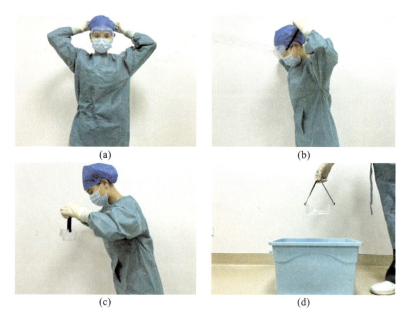

脱护目镜

注：(a)双手持护目镜系带；(b)低头、闭眼；(c)取下护目镜；(d)将护目镜放于含氯消毒剂的容器内浸泡。

（四）防护面屏

防护面屏可以保护除了眼睛以外的脸部和其他部分。

第二单元　医务人员的职业防护

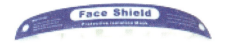

防护面屏

1. 戴防护面屏

防护面屏戴、摘脱技术

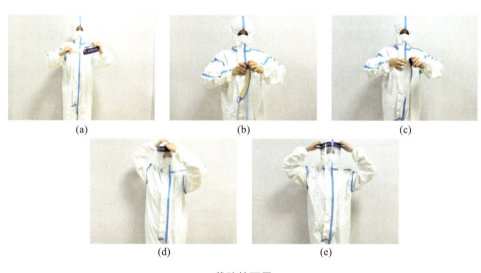

戴防护面屏

注：(a)拿取面屏，检查是否完好；(b)撕下外层保护膜；(c)撕下内层保护膜；
(d)一手持面屏上方，另一手拉松紧带置于头顶中部；(e)下压帽檐，调整舒适度。

2. 脱防护面屏

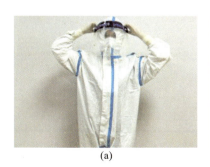
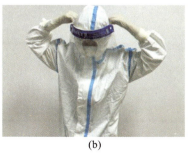

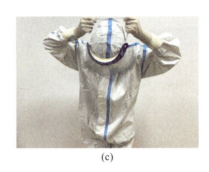
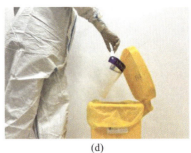

(c)   (d)

脱防护面屏

注:(a)双手持防护面屏系带;(b)低头、闭眼;(c)取下防护面屏;(d)弃于医疗垃圾桶。

(五)手套

手套能明显降低病原体双向传播的危险,既保护患者又保护医务人员。手术时戴双层手套可以降低内层手套被刺破的风险,外层手套的穿孔概率为15%,内层手套仅为3.1%。但是手套不能起到100%的保护作用,手上有伤口应包扎,脱手套后应洗手。

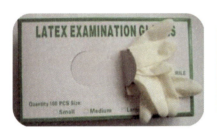
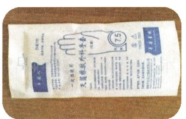

手套

1. 戴手套

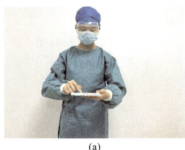
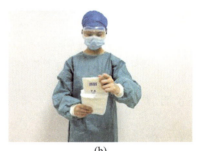

(a)   (b)

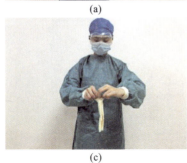
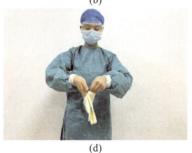

(c)   (d)

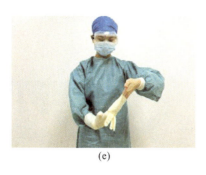
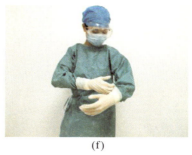

戴手套

注:(a)检查手套包装是否完好;(b)取出手套;(c)双手捏住手套反折处;(d)对准五指;
(e)戴上同侧另一手套反侧;(f)手套完全包裹袖口。

2. 脱手套

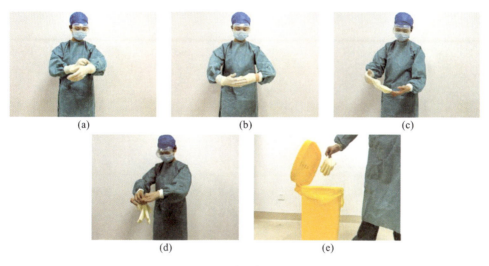

脱手套

注:(a)戴手套的手捏住另一手套的外侧边缘;(b)将手套翻转脱出;
(c)脱下手套的手伸入另一手套的内侧面将手套翻转脱出;(d)手拿脱出手套内面;(e)弃于医疗垃圾桶。

3. 戴脱手套的注意事项

(1)所有可能接触患者血液、体液的操作均需戴手套。

(2)接触不同患者之前应更换手套,脱手套时应进行手卫生。

(六)防护鞋套、靴套

防护鞋套、靴套可保护足部免受伤害。当血液可能发生飞溅、污染足部时,应穿防护鞋套或靴套。

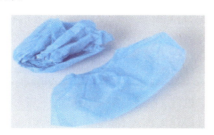
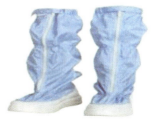

防护鞋套、靴套

鞋套穿脱技术

靴套穿脱技术

1. 穿防护靴套

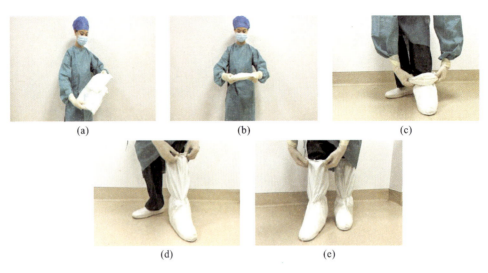

穿防护靴套

注:(a)取出靴套;(b)检查靴套是否完好;(c)穿上一侧靴套;(d)靴套需完全包裹裤腿下缘;(e)同法穿另一侧。

2. 脱防护靴套

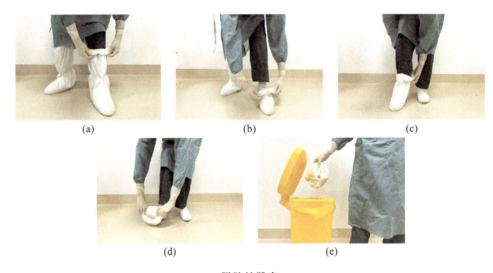

脱防护靴套

注:(a)由内而外、自上而下反卷一侧靴套;(b)向下脱出一侧;(c)同法向下反卷另一侧;
(d)脱出另一侧靴套;(e)弃于医疗垃圾桶。

(七)隔离衣

根据标准预防和基于传播方式的预防措施,为保护医务人员的手臂和外露的身体,避免被血液、体液及其他传染性物质污染,应穿隔离衣,必要时穿防水隔离衣。

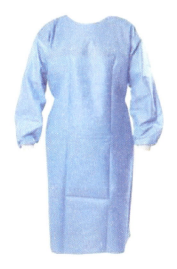

隔离衣

1. 穿隔离衣

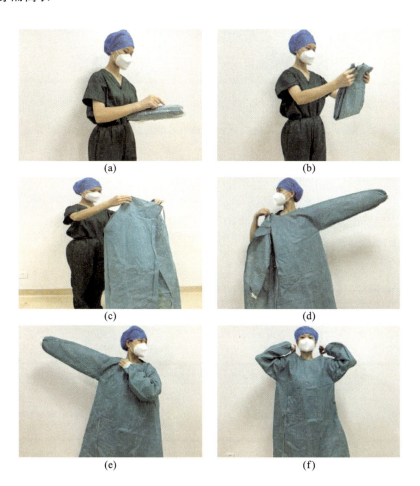

一次性隔离衣穿脱技术

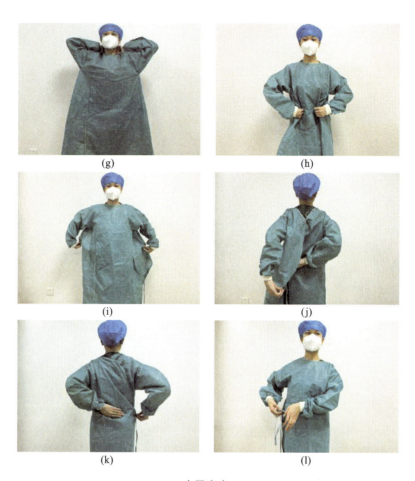

穿隔离衣

注:(a)检查包装是否完好;(b)取出隔离衣,手持衣领处;(c)向外打开检查是否完好;(d)右手持衣领,左手伸入袖内,头偏向一侧;(e)换左手持衣领,右手伸入袖内;(f)从衣领中间顺着边缘向后系好颈带;(g)头稍向上、向后仰;(h)双手捏住两侧衣服向中间对折;(i)捏住边缘向后展开;(j)将两侧一边上下折叠;(k)完全包裹背部;(l)系带。

2. 脱隔离衣

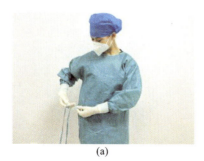   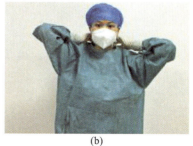

(a)　　　　　　　　　　　(b)

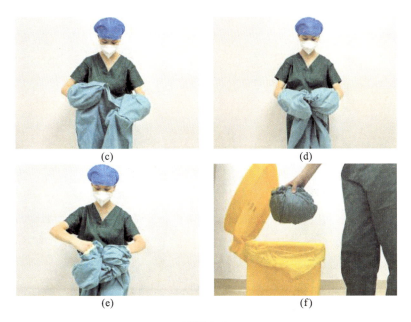

脱隔离衣

注：(a)解腰带，在前方打一活结；(b)双手伸至颈后解颈领；
(c)从上至下，由里向外翻卷脱至腕部；(d)双手交叉，将衣袖拉至腕部，同时将隔离衣卷成包裹状；
(e)轻轻脱出手套；(f)弃于医疗垃圾桶。

3. 穿脱隔离衣的注意事项

（1）指征：有血液、体液喷溅可能，为患者吸痰、口腔科气溶胶操作等。

（2）在规范的基础上以舒适为主，选择原则为一般情况下穿防水隔离衣，高危操作下穿防护服。

（八）防护服

临床医务人员在接触经空气传播或飞沫传播的传染病患者，可能受到患者血液、体液、分泌物、排泄物等喷溅时以及接触甲类或按甲类传染病管理的传染病患者时，要穿防护服。

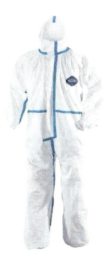

防护服

防护服穿脱
技术

1. 穿防护服

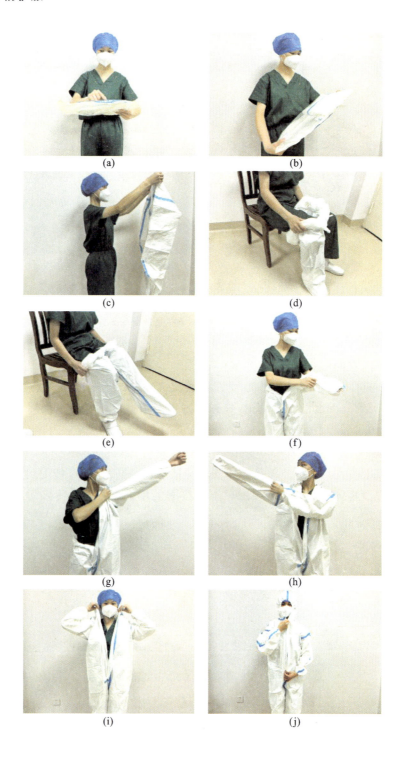

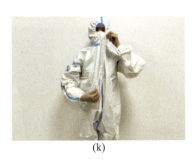 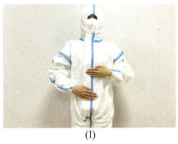

(k)   (l)

穿防护服

注:(a)检查防护服包装是否完好;(b)取出防护服;(c)双手展开,检查防护服是否完好;(d)先穿一侧裤腿;(e)再穿另一侧裤腿;(f)再穿上衣;(g)先穿一侧衣袖;(h)再穿另一侧衣袖;(i)戴帽;(j)拉上拉链;(k)撕开封条;(l)由上至下紧密粘贴密封条。

2. 脱防护服

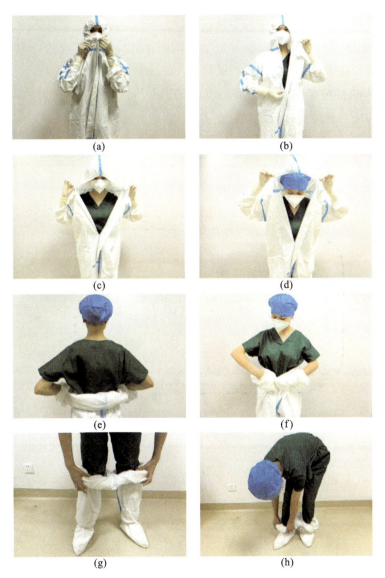

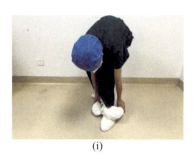 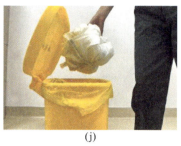

脱防护服

注:(a)由上至下缓慢撕开密封条;(b)拉下拉链;(c)双手分别捏住两侧领口外侧;(d)头颈部稍前倾,使帽子脱离头部;(e)从内向外向下反卷防护服;(f)将手套一并反卷成包裹状;(g)继续向下反卷;(h)脱下一侧裤腿及靴套;(i)同法脱另一侧;(j)弃于医疗垃圾桶。

3. 注意事项

(1)脱卸原则:清洁手务必不要接触污染面。

(2)脱卸顺序:拉下防护服拉链→脱去防护帽部分→将袖子脱出→双手抓住内面,将内面朝外轻轻卷至踝部→连同防护鞋(靴)一起脱下。

四、个人防护技术

1. 洗手 洗手是最简单、最有效、最方便、最经济的方法。医务人员接触患者的血液、体液、分泌物、排泄物及其污染物品时,不论其是否戴手套,都必须洗手,没有洗手设备时使用手部消毒液。

(1)手卫生的5个重要时刻:接触患者前、进行无菌操作前、体液暴露后、接触患者后、接触患者周围环境后。

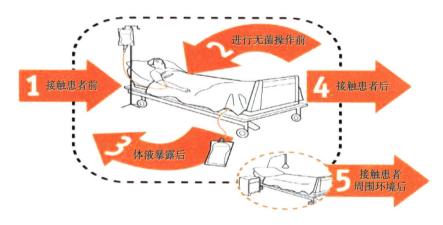

七步洗手法

(2)七步洗手法。

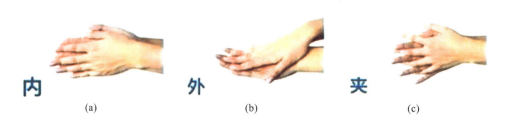

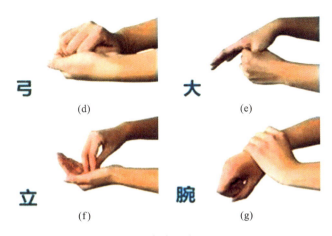

七步洗手法

注：(a)掌心相对，手指并拢互相揉搓；(b)手心对手背沿指缝相互揉搓，交换进行；
(c)掌心相对，双手交叉沿指缝相互揉搓；(d)弯曲手指关节在另一手掌心旋转揉搓，交换进行；
(e)一手握另一手大拇指旋转揉搓，交换进行；(f)五个手指尖并拢在另一手掌心旋转揉搓，交换进行；
(g)一手握住另一手腕旋转揉搓，交换进行。

2. 戴口罩 当患者体液、血液、痰液、分泌物等传染性物质可能污染到医务人员口腔或者鼻咽部时，必须规范佩戴口罩。医用外科口罩有颜色面朝外，金属条应向上，口罩戴上后，将金属条向内按压至形成鼻梁形状。口罩戴上后必须完全覆盖鼻子、嘴巴、下颌，边缘紧贴面部。

3. 戴手套 进行可能接触患者血液、体液的诊疗或护理工作时，或接触患者黏膜和非完整皮肤前必须佩戴手套。若手部皮肤存在破损时，必须戴双层手套。操作完毕脱去手套后，应立即进行手卫生。

4. 穿隔离衣 当有可能发生血液、体液大面积飞溅，有污染医务人员身体的可能时（如医疗器械清洗等），还应穿上具有防渗透性能的隔离衣，以防止医务人员皮肤、黏膜和衣服被污染。

5. 戴防护眼镜或面屏 在进行有可能发生血液、体液飞溅的诊疗或护理工作（护理气管切开患者、纤支镜操作等）过程中，还应戴防护眼镜或面屏。

6. 正确处理被污染的物品 被患者体液、血液、痰液、分泌物等物质污染的医疗用品和仪器设备应及时处理，重复使用的医疗仪器设备应进行清洁和消毒。

7. 安全注射 医务人员进行各项医疗操作时，应严格遵守各项操作规程。尽可能减少注射，尽量使用安全器具，规范操作，正确处理使用过的锐利器具和针头，以防发生锐器伤。

五、医务人员职业防护的基本要求

1. 行政管理部门的重视 各级政府和卫生行政管理部门要充分认识医务人员职业暴露的危险性、严重性，充分认识做好医务人员职业防护的重要性、迫切性。在思想上给予高度重视，在行动上给予人力、物力和政策、技术支持，把医务人员的职业防护当成常态工作重点来抓。

2. 医务人员自身的重视 医务人员应充分认识职业暴露的危害和职业防护的重要性，树立标准预防的职业防护观点，增强自我保护意识，时时处处注意防范各种危险因素可能对身体造成的损害。例如，过去对一些传染病在确诊后才进行隔离，但事实上有些传染病在潜伏期或前驱期已具有非常强的传染性,更重要的是此时医务人员容易产生麻痹思想,失去防范意识,这对医务人员造成的危险会更大,如 HBV、HIV、SARS、新冠肺炎等在确诊前已有极强的传染性。因此思想重视,意识增强是做好个人防护的基础。为了彻底全面做好职业防护,中国疾病预防控制中心(CDC)提出了标准预防的观点,即假定所有到医院就医的人都患有某种传染病,对待所有就医人群如同对待传染病患者一样,慎重处理,以有效防止传染病的传播和医务人员被感染。医务人员在不断为患者提供高质量服务的同时,切勿忽视自身的职业安全,医务人员在岗前培训中应有预防职业损害的内容。

3. 制订和健全职业安全防护制度是医务人员身心健康的保障 制订各种规章制度,并认真遵照执行,是保障医务人员健康安全的基本措施,如消毒制度、隔离制度、各种危险因素的检测制度及废物处理制度等,其中消毒隔离制度尤为重要。消毒隔离是消灭传染源、切断传播途径和保护易感人群的重要手段。对此,医院应建立消毒工作监、检、管系统,使医院消毒工作有章可循、有法可依、规范统一。

4. 完善各项操作规程 制订明确的操作规程,使医务人员在进行医疗处置时有章可循,从而减少各种职业暴露的机会。如在新冠肺炎高发时段,在接诊发热患者时要制订完善的接诊、转诊和其他处置规程;对于一些有毒气体,应制订管理和操作规程,以防止毒物的泄露,对于经常接触利器的操作,也应制订相应的操作规程,以防意外损伤。

5. 采取各种防护措施是职业防护的关键 医务人员的职业防护不仅需要思想重视、制度到位,还需要有效的具体措施作为保障,如严格采取洗手、戴手套、面罩、防护镜、脚套、防护面罩等各种屏障防护措施。

6. 重视医务人员的个人保健 加强营养和体育锻炼是增强医务人员身体素质和提高抵抗力的有效手段,应定期对医务人员进行体检,必要时进行预防接种。

医务人员的职业防护,重点在于"防",要充分在"防"上下功夫,防患于未然。应该认识到,没有医务人员的健康,就没有患者的健康。

【知识链接】

医务人员职业防护管理制度

根据《中华人民共和国职业病防治法》《中华人民共和国传染病防治法》《医院感染管理办法》《医院隔离技术规范》《医务人员手卫生规范》《血源性病原体职业接触防护导则》《放射性同位素与射线装置安全和防护条例》《中华人民共和国放射性污染防治法》等法律法规,结合实际,制订本制度。

一、医务人员的职业防护要求

(1)建立医务人员的职业防护制度和相关措施,发现医务人员的医院感染应及时报告医院感控科和医务处。一旦发生因消毒操作不当可能造成的人身伤害、放射损伤或事故,立即报告本科室主任、医务处和医院感控科。

(2)重点科室医务人员应定期体检,进行必要预防接种。医务人员患传染性或感染性疾病期间,应暂时离开直接接触患者和无菌物品的工作岗位。

进行消毒工作的相关人员应采取自我防护措施,防止因消毒操作不当可能造成的人身伤害。

①热力灭菌:干热灭菌时应防止燃烧;压力蒸汽灭菌应防止发生爆炸事故及可能对操作人员造成的灼伤事故。

②紫外线、微波消毒时应避免对人体的直接照射。

③气体化学消毒剂：应防止有毒有害消毒气体的泄露，按照国家规定定期检测消毒环境中该类气体的浓度，确保在国家规定的安全范围之内使用。对环氧乙烷灭菌及低温等离子灭菌还应严防发生燃烧和爆炸事故及操作不当造成的伤害事故。

④液体化学消毒剂：应防止过敏和可能对皮肤、黏膜的损伤。

⑤使用和处理锐利器械和用具时应采取有效保护措施，避免人体的刺、割等伤害。

(3)医院应提供必要的防护设备。各类人员均应严格执行《医务人员手卫生规范》《医院隔离技术规范》，做好个人防护，严禁工作时间穿工作服进入食堂和外环境。

(4)放射性防护要求：相关科室医务人员应该具备放射性防护有关知识，按照国家《放射性同位素与射线装置安全和防护条例》《中华人民共和国放射性污染防治法》等法律法规要求，做好医务人员和患者的防护。一旦发生放射损伤或事故，立即报告科室主任，按照医院关于"放射事故医学相关应急预案"要求进行处置。

(5)生物安全防护要求：按照医院关于生物安全管理制度、措施及相关规定执行。

二、坚持按需防护的原则

1. 基本防护的要求

(1)适用对象：在医院从事诊疗工作的所有医、护、技人员。

(2)配备防护用品：白大衣、工作裤、隔离衣、工作鞋、工作帽和医用口罩等。

(3)防护要求：按照标准预防的原则，认真洗手和手消毒。

2. 加强防护的要求

(1)防护对象：进行接触血液、体液、排泄物、分泌物等可视污染物操作的医、护、技人员；进入传染病区的医、护、技及相关工作人员；可能接触传染性或感染性疾病患者的医务人员；进行各种有创操作的医务人员等。

(2)防护用品：在基本防护的基础上根据诊疗的危险程度，使用以下防护用品。

①隔离衣：一般在进行有创操作或进入传染病区时使用。

②防护镜：一般在进行可能被患者体液喷溅操作时或进入有特殊传播途径的传染病区时使用。

③医用外科口罩或 N95 口罩：一般在进行有创操作或进入呼吸道传染病区时使用。

④手套：一般在进行有创操作、医务人员皮肤破损或接触体液、血液可能污染时使用。

⑤面罩：一般在有可能被患者体液、血液、分泌物喷溅面部时使用。

(3)防护要求：医务人员认真评估医疗活动的危险性，采取以上适当的防护措施，注意利器的安全使用与收集，有效防止伤害，坚持标准预防，认真洗手和手消毒。

3. 严密防护的要求

(1)防护对象：给呼吸道传染病患者进行有创操作，如进行气管插管、气管切开或吸痰的医务人员。

(2)防护配备：在加强防护的基础上，可使用全面型呼吸防护器。

(3)防护要求：严格执行所有防护程序，坚持标准预防，认真洗手和手消毒。尽可能使用一次性用品，用后及时按要求收集，严密防范利器伤害，用后规范收集。

三、对感染性疾病防护具体措施

按照医院下发的"预防感染性疾病造成院内感染的控制措施"的具体要求执行。

四、医务人员遭受锐器伤害后的报告处理

根据《血源性病原体职业接触防护导则》的通知要求,对照医院制订的关于"经血传播性疾病职业暴露防护制度、处理原则或措施流程",当医务人员在医疗操作、护理过程中遭受锐器伤害后,应及时报告医务、护理部门、医院感控科,并按照医院相关规定的处理流程进行处理。

五、防护用品规范使用

口罩、护目镜、防护面罩、手套、隔离衣与防护服、鞋套、防水围裙及帽子的使用和穿脱顺序按照《医院隔离技术规范》要求执行。

课后测试答案

【课后测试】

一、单选题

1. 医用防护口罩的效能持续应用时间是( )。
   A. 4小时　　　　B. 6小时　　　　C. 8小时　　　　D. 6~8小时
2. 医务人员手部皮肤发生破损时,在进行可能接触患者血液、体液等诊疗措施时,要戴( )。
   A. 无菌手套　　　B. 清洁手套　　　C. 双层乳胶手套　　D. 耐热手套
3. 预防艾滋病病毒感染的防护措施应当遵循什么原则?( )
   A. 一般预防　　　B. 标准预防　　　C. 直接接触　　　D. 以上都是
4. 护理人员在临床工作中感染血源性传染病,最常见的原因是( )。
   A. 针刺伤　　　　　　　　　　　　B. 侵袭性操作
   C. 接触传染性患者的体液　　　　　D. 为传染性患者换药
5. 医务人员必须洗手的指征是接触患者的( )。
   A. 血液　　　　　　　　　　　　　B. 体液
   C. 分泌物、排泄物及其污染物品　　D. 以上都是

二、典型案例讨论

【案例】 护士小李,23岁,在某三甲医院肿瘤科工作。某日工作时发现13床肝脏肿瘤合并丙型病毒性肝炎住院患者张某静脉输液时液体不滴,检查后确定原静脉输液留置针管路堵塞,需要重新建立静脉通道。小李在为该患者进行重新静脉留置针穿刺时,刚拔出针芯,患者因为疼痛忍不住动了一下胳膊,碰到了小李的右手,导致针芯刺入小李左手手掌并出血,当时小李只是用碘伏简单消毒后,又继续投入到工作中。2个月后,小李出现了厌食、头晕、身体乏力、恶心等症状,经检查后确诊患了丙型病毒性肝炎。

分组讨论:该案例中,护士小李面临的职业危害有哪些?护士小李在受到职业危害后的处置方式是否正确?如果你是小李,你会如何处理?在给患者张某穿刺静脉留置针时,应采取哪些职业暴露的预防措施?

【临床考核】

考核目标:能阐明防护用品的分类,能正确完成使用防护用品的操作流程,临床工作中能正确实施标准预防。学生在临床实践中体现生命至上的职业精神。

考核要求:考核包含形成性考核和综合性考核两部分。要求学生保质保量完成各项考核项目;要求带教教师认真完成考核结果的记录。本单元考核的结果作为本课程综合成绩评定的依据。

一、形成性考核

问题与回答	教师评价
1.你如何理解标准预防的职业防护观点?	
2.举例说明标准预防的措施。(至少写出3个)	
3.你是否了解分级防护?说说分级防护的适应范围及防护要求。	
评估结果	
教师对学生的整体表现:满意□　不满意□	
教师评语:	

教师签名:	日期:

续表

学生反馈:	
学生签名:	日期:

二、综合性考核(案例分析)

回答问题或现场操作	教师评价
1.标准七步洗手法。(现场操作)	
2.正确穿脱隔离衣。(现场操作)	
3.在临床工作中当患者的血液或分泌物接触到你破损的皮肤或喷射到你的眼睛时,你如何处理?	

续表

评估结果
教师对学生的整体表现:满意□　不满意□

教师评语：

教师签名：	日期：

学生反馈：

学生签名：	日期：

第三单元

医务人员锐器伤的防护

【知识目标】
1. 掌握锐器伤及血源性职业暴露的概念。
2. 熟悉医务人员发生锐器伤的相关因素。
3. 了解发生锐器伤的高危人员、高危场所、高危环节。

【能力目标】
1. 认识常见的医用锐器。
2. 正确识别和评估发生锐器伤的危险因素。
3. 学会实施预防锐器伤的防护措施。
4. 发生锐器伤时,能按要求正确处理和及时上报。

【思政目标】
培养学生遵守规章制度、慎独的职业素养。

【案例探究】
小李是某三甲医院的实习生,平时工作认真,经常得到护士长的表扬。在一次工作中,输液患者很多,小李觉得带教教师实在是忙不过来,便自己去给患者拔针,在将针头投入利器盒未投中,再次拿起针头时不慎刺破自己手指,小李觉得自己擅自处理患者又误伤自己,怕影响护士长对自己的印象,自行用酒精消毒伤口且未进行上报,第二天患者检验结果回报梅毒(+),小李顿时感觉心理压力很大,愁眉不展,但又不敢将此事上报护士长。带教教师发现小李情绪异常,再三询问后,小李才将事情经过告知带教教师。

根据案例进行小组讨论:小李为什么会发生锐器伤?小李的操作是否违反规范?小李应如何规避锐器伤?发生锐器伤后应如何正确处理?

【知识精讲】
锐器伤是临床工作中发生率最高的一种职业损伤。锐器伤具有双重风险危害,不仅会导致身体损伤,而且一旦锐器被病原体污染,还可通过伤口被感染。锐器伤可引起血源性传播疾病,目前证实经锐器伤感染的病原体有20多种,其中发生率最高、威胁力最大的是艾滋病病毒、梅毒病毒、乙型病毒性肝炎病毒、丙型病毒性肝炎病毒。锐器伤威胁着医务人员的生命健康安全,给医务人员带来极大的精神、心理压力,也给医疗卫生机构和医务人员带来沉重的经济负担。因此,锐器伤已成为威胁医务人员身心健康的重大安全问题。

一、锐器伤

(一) 定义

1. 锐器伤 由注射针头、缝合针、各种穿刺针、各种玻璃碎片、刀、剪等医疗锐器造成的皮肤或黏膜的损伤,是医务人员常见的一种职业性损伤,对医务人员身体健康造成直接威胁。

2. 血源性职业暴露 医务人员在工作中,意外地被含有病原体的血液、体液污染破损的皮肤和黏膜,或者被含有病原体的血液、体液污染了的针头及其他锐器刺破皮肤,从而感染某种经血液传播疾病的病原体。患者血液中含有致病因子是造成医务人员感染血源性传播疾病的先决条件,故医务人员发生职业暴露后,具有感染血源性传播疾病的危险性。近年来,随着乙型病毒性肝炎、丙型病毒性肝炎、艾滋病等具有血液传播途径传染病患病率的上升,医务人员因职业暴露所引发血源性传播疾病感染的潜在危险也日趋加重。

(二) 常见的医用锐器

在医疗活动中,常见的医用锐器包括手术刀、注射针、手术缝合针、安瓿碎片、破损的试管、玻璃、义齿的钢丝及剪刀等一些锋利的医疗器械。

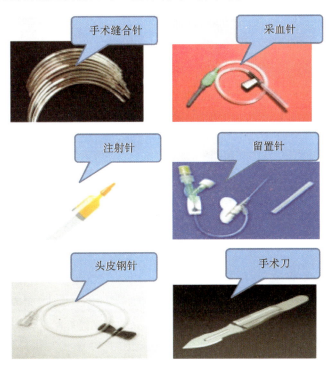

常见的医用锐器

二、医务人员发生锐器伤原因分析

(一) 发生的锐器伤的相关因素

1. 认识不足

(1) 锐器伤危害认知不足。

(2) 锐器伤相关知识不足。

(3) 标准预防的知识不足。

(4) 锐器操作防护不足。

2. 违规操作

(1) 操作不符合规范,如双手回套针帽、徒手分离针头。

(2) 防护意识薄弱,如徒手传递锐器、裸手穿刺、利器盒超负荷等。

违反操作规程导致的锐器伤有以下几种。

临床常见发生锐器伤的途径

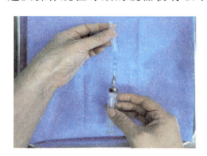

双手回套针帽

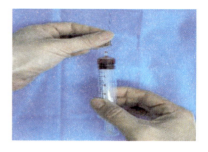

徒手分离针头

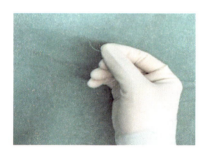

徒手持针

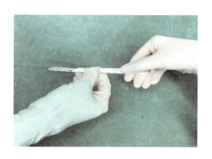

徒手传递手术刀

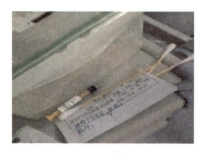

医疗废弃物处置不规范

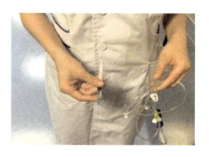

不规范运送使用后的锐器

3. 处理不当

(1) 废弃物处理不当。

(2) 锐器使用后处理不当或随意放置。

4. 环境因素

(1) 工作环境嘈杂、拥挤。

(2) 工作条件简陋、光线不足。

5. 患者因素　患者不配合。

(二) 发生锐器伤的高危人员

1. 低年资医务人员　工龄不超过 5 年的低年资护理人员锐器伤发生率最高。

2. 实习医务人员　实习护士也是锐器伤发生的高危人群。

(三)发生锐器伤的高危场所

临床工作节奏快、任务重,临床诊疗及护理操作多、高度紧张忙碌的环境是锐器伤发生较多的场所,如急诊室、手术室、输液室、抽血室、重症监护室等。

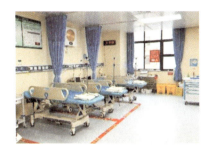
急诊室

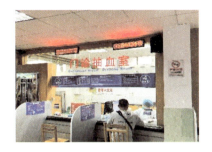
抽血室

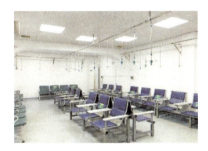
输液室

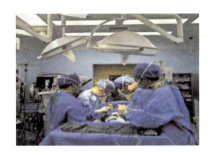
手术室

(四)常见锐器伤的高危环节

配药、注射、采血、静脉穿刺或拔针、锐器处理、医疗废弃物处理、外科手术传递锐器及缝合等是常见锐器伤的高危环节。

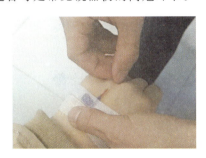
拔针

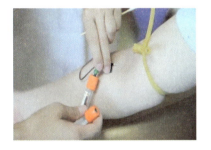
采血

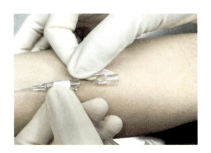
穿刺后拔除导管芯

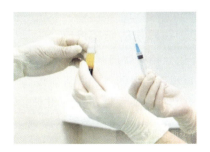
采血后注血到试管

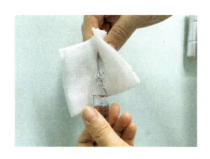 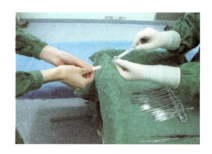

掰安瓿　　　　　　　　　　　　　双人抽药

（五）护理人员发生针刺伤的主要风险因素

2018年中华护理学会发布《针刺伤防护专家共识》，其中针刺伤的主要风险因素有以下几种。

1. 护理人员因素

（1）护理人员针刺伤防护意识薄弱。

（2）各种因素导致的护理人员疲劳、工作匆忙，对标准预防措施遵守程度降低。

（3）焦虑等负性心理状态也是发生针刺伤的原因。

2. 防护用品因素

（1）安全器具使用率低，防护用具不能就近获取。

（2）锐器回收容器设计的容积与口径比例不匹配。

（3）锐器回收容器配备数量不足，规格不适宜，放置位置不合理。

3. 工作环境因素　操作环境照明采光不良、拥挤、嘈杂，患者不配合。

4. 操作行为因素

（1）有未执行规范操作的危险行为，如双手回套针帽、徒手传递手术缝合针、直接用手弯曲缝合针、处理各种针头及清洗整理锐利医疗器械动作过大、将各种锐器随意丢弃、未采取保护措施等。

（2）操作时注意力不集中、操作流程不规范等均会造成针刺伤。

5. 职业防护培训因素

（1）职业防护培训不到位，培训时间没有保证，形式单一。

（2）对职业防护重视程度不够，培训后依从性低，发生针刺伤后上报率低。

（3）培训后实施考核未到位。

6. 制度保障因素　预防针刺伤相关制度、规范、流程、标准、预案等未建立、修订和完善。

三、锐器伤的防范措施

1. 建立相关管理制度

（1）建立职业防护的管理制度。

（2）制订预防锐器伤发生和发生后的处理机制。

2. 医务人员预防锐器伤的培训

（1）加强医务人员预防锐器伤的培训。

（2）加强医务人员正确使用安全型用具的培训。

3. 加强对患者的管理

(1) 了解患者的血源学检测结果。

(2) 应视所有患者均具有经血源传播疾病的潜在风险,进行操作时应采取标准预防措施。

(3) 对有明确血源性传播疾病的患者执行各类有创操作时,应戴双层手套。

(4) 为不配合的患者做穿刺治疗时应有他人协助。

4. 对工作环境的管理

(1) 采光:各类穿刺操作的视野环境应保持光线充足、明亮、舒适。

(2) 空间:操作台面应平展、宽敞,物品有序放置。

(3) 物品备置:实施各类穿刺操作之前,应确保各种用具、工具、辅助用品在操作者可及范围,避免手持锐器远距离移动。

5. 使用锐器伤防护工具

(1) 安全型注射针具:在临床工作中宜选择带有自动激活装置的安全型针具,宜使用无针输液接头,建议使用带有保护套的针头、安全型采血针、带有尖峰保护器等安全装置的静脉输液器及有自动回缩功能的注射器等。

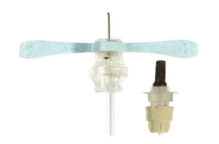

手工双手激活

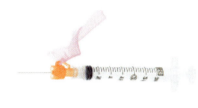

手工单手激活

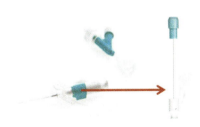

自动激活

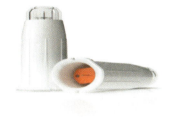

一次性自毁注射笔用针

(2) 利器盒:用于盛装医疗注射器、输液器等一次性使用物品的针头、各类刀片、头皮针、缝合针、安瓿、小玻璃等锐器;收集带血的整副注射器、输血器、血袋等所有接触血液的医用器材;其他规定须放入利器盒的医疗危险感染物品。具有耐穿刺、不渗漏、不易破裂、易于焚烧、封闭后完全不能正常打开的基本特性。

利器盒使用注意事项如下。

① 使用前必须检查利器盒是否完好无损。

② 最多只能装至利器盒容量的 3/4,不得超过警戒线。

③ 封口要紧实、严密,利器盒封闭后严禁重新开启。

如何正确使用利器盒

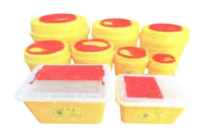
硬塑利器盒

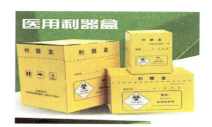
纸质利器盒

④遵照标准预防准则,不要双手回套针帽。
⑤不要分离针头和针筒,应将整副针具弃置。
⑥不要弯曲、毁损或用手直接处置使用后的针头。
⑦小心搬运利器盒,搬运中应使利器盒远离身体。
⑧利器盒使用后应放置在安全合适的地方。
⑨利器盒的外表面不得沾有任何医疗废弃物,被污染时,应对被污染处进行消毒处理,必要时加一层包装。
⑩转运中严禁扔、摔等动作,以避免造成包装破损和医疗废弃物的泄漏。

6. 规范各项与锐器有关的操作流程

(1)医务人员应严格执行各项操作规范和流程。
(2)手术中需传递锐器时,避免徒手传递,应将锐器置于防刺破的容器(如弯盘、托盘)中进行无接触式传递。
(3)各类穿刺针具使用过程中,如必须回套针帽,应单手回套针帽。
(4)配备足量锐器回收容器,放置在护理人员操作可及区域。

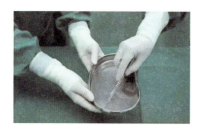
无接触式传递锐器

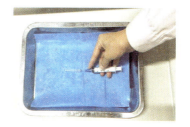
单手回套针帽

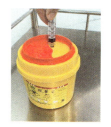
规范分离针头

7. 医疗废弃物的正确处置

(1)各类穿刺针用后不可故意弯曲、折断、分离注射器针头。严禁双手回套针帽、徒手分离和二次分拣使用后的注射器和针头。
(2)操作者应立即将使用后的各类穿刺针放入锐器回收容器,防护标准按医疗废弃物处理。
(3)锐器回收容器应防刺破且防渗漏,尺寸以能容纳各种锐器为宜,并加盖管理。
(4)移出存放污染锐器的容器前应先评估,若有发生穿透或渗漏的可能,应将其放入第二层密闭、防穿刺、防渗漏的容器中。

四、锐器伤后的紧急处理

第一步:轻挤水冲

在伤口旁由近心端向远心端轻轻挤压,尽可能挤出损伤处的血液,再用肥皂液和流

锐器伤处理流程

动水进行冲洗;禁止进行伤口的局部挤压。

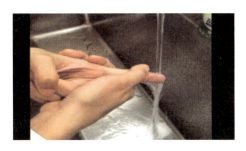

轻挤水冲

第二步:消毒包扎

受伤部位的伤口冲洗后,应当用消毒液,如75%酒精或者0.5%碘伏进行消毒,必要时包扎伤口。

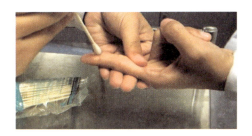

消毒包扎

第三步:上报填表

任何针刺伤和其他锐器相关伤,立即报告科室负责人,在伤后48小时内上报医院感控科并填写报表(附后)。

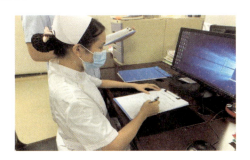

上报填表

第四步:评估用药

进行接触后评估、咨询和随访:
(1)在伤后72小时内做HIV、HBV、HCV等基础水平检查。
(2)接触后尽早进行预防性用药。

五、锐器伤后的预防性用药原则

(1)可疑暴露于HIV感染血液、体液时:即刻抽血检测HIV,第1、3、6个月后复查。接触后4小时内实施预防性用药,尽量不超过72小时(超过72小时仍主张用药),采用二联或三联药物治疗28日,并随访6个月。根据不同传染病的最长潜伏期,进行随访

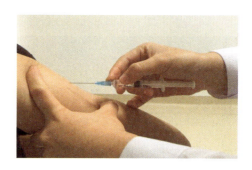

评估用药

和观察。

(2) 可疑暴露于 HBV 感染血液、体液时：如暴露人员未接种过乙肝病毒疫苗或 HBsAb(−), HBsAg(−), 24 小时内注射乙肝免疫球蛋白 200 U, 同时完成全套乙肝病毒疫苗注射，即 6 个月内完成 3 次乙肝病毒疫苗注射；如暴露人员 HBsAb(＋), 定量＜10 iu/mL, 除 24 小时内肌内注射乙肝免疫球蛋白 200 U 外, 需强化注射乙肝病毒疫苗一次；如暴露人员 HBsAg(＋), 定量＞10 iu/mL, 则不需预防用药。此外, 还应定期进行肝功能、乙肝两对半检查。

(3) 可疑暴露于 HCV 感染血液、体液时：尽快于暴露后做 HCV 抗体检查, 用药（聚乙二醇干扰素＋利巴韦林）, 定期追踪肝功能 6~9 个月。

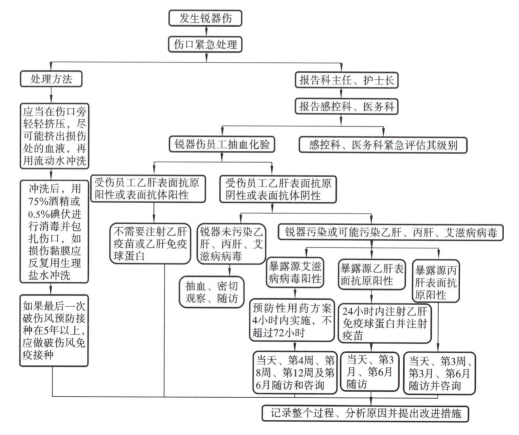

医务人员锐器伤处理操作流程图

医务人员锐器伤登记表

一、基本资料

医务人员资料			锐器伤来源者资料		
姓名	性别	年龄	姓名	性别	年龄
科别	职称	工龄	病区/部门		住院号
工作类别 医生○ 护士○ 其他○			受伤来源情况 不明○ 明确○		

检验结果:请按以下格式填写 阳性(+);阴性(-);不明;未知
注:如暴露后有干预需按要求追踪

受伤者 锐器伤后首次检验日期 20 年 月 日						患者	
项目	扎伤前	扎伤时	3个月	6个月	12个月	如无结果,请立即检验	
Anti-HIV	( )	( )	( )	( )	( )	Anti-HIV	( )
HBs-Ag	( )	( )	( )	( )	( )	HBs-Ag	( )
Anti-HBs	( )	( )	( )	( )	( )	Anti-HBs	( )
Anti-HBc	( )	( )	( )	( )	( )	Anti-HCV	( )
Anti-HCV	( )	( )	( )	( )	( )	RPR(梅毒)	( )
实验室检查费					元		元
治疗费					元		元
被刺伤前接种乙肝疫苗 是○ 否○			注射时间 小于5年○ 大于5年○ 大于10年○				

二、受伤过程及锐器描述

受伤地点	受伤部位	受伤时间 20 年 月 日 时 分	
伤害发生时不正确操作 有○ 无○ 不知道○		伤害原因 自己○ 患者○ 家属○ 其他医务人员○	
受伤者是锐器的最初使用者吗? 是○ 否○		锐器使用者习惯操作 左手○ 右手○	
锐器接触过患者的血流及体液 是○ 未知○ 否○		受伤次数 首次○ 曾经○(共 次)	
手刺伤,锐器穿透了 一层手套○ 双层手套○ 没戴手套○			
受伤后做处理 未处理○ 挤血○ 挤血并消毒○ 挤血、肥皂水和流动水冲洗并消毒○			
锐器种类	锐器最初使用目的	伤害发生的操作环节	受伤程度
①注射器针头	①各类皮下注射	①检查/治疗时、患者躁动时	轻度○ 表皮刺伤,未出血或点滴出血
②输液器针头、头皮针	②静脉输液	②给针尖套帽或套安瓿时	
③套管针芯/导管丝	③置V/A导管	③经皮注射拔出针头	
④套管针	④经莫菲氏滴管加药	④抽取药液时/静脉加药时	

续表

锐器种类	锐器最初使用目的	伤害发生的操作环节	受伤程度
⑤特殊穿刺针	⑤经肝素帽封管	⑤分离针头与注射器时	中度○ 皮肤刺伤,有流血
⑥检查探针	⑥连接静脉输液管路	⑥静脉封管时/安装针头时	
⑦缝合针	⑦抽取动静脉血	⑦换输液瓶时/输液结束拔针时	
⑧针灸针	⑧抽取体液或组织标本	⑧取活检/将血标本注入试管时	
⑨手术刀/剪刀	⑨抽取末梢血	⑨配合医生或其他人员操作时	重度○ 深层刺伤,大量流血
⑩手巾钳/血管钳	⑩冲洗/切开/缝合或剪断	⑩手术中切、缝时/传递锐器时	
⑪玻璃或其他	⑪其他	⑪运送或处理不当放置的锐器废物时	

请简要描述伤害发生的过程:

部门负责人(主任/护士长) 签名 20 年 月 日	感控科 签名 20 年 月 日	主管院长 签名 20 年 月 日

【知识链接】

工具改进:安瓿固定架

(1)应用背景:在手术室无菌手术台上用注射器抽吸药液,需要双人操作,即巡回护士帮助准备药液,手持安瓿配合抽吸,手术台上的医护人员戴无菌手套,用无菌注射器抽吸药液。操作过程中,两人互相不能触碰,动作须协调一致,否则巡回护士容易被注射器刺伤。如需抽吸多瓶安瓿药液,因安瓿无固定放置的位置,巡回护士如果同时手持多瓶安瓿配合抽吸,容易导致手部疲劳;如果分次抽吸,又会因更换再握持安瓿,延长手术台上的医护人员抽吸药液的时间。

(2)优点:①手术台上的医护人员在安瓿固定架上可独立完成药液抽吸工作,完全避免巡回护士被注射器刺伤的风险。②手术台上的医护人员和巡回护士无须暂停各自护理工作,在配制或抽吸药液的时间上可以灵活调整。③安瓿固定架可以同时排放 1 ml、2 ml、5 ml、10 ml 多支药液,免除了巡回护士反复更换再握持安瓿的动作。

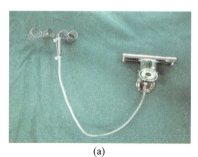
(a)

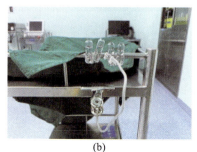
(b)

安瓿固定架

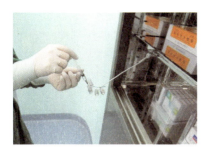
单人抽药

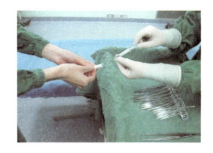
双人抽药

【课后测试】

一、选择题

1. 预防锐器伤,不正确的做法是(　　)。
   A. 使用后的锐器直接放入耐刺、防渗漏的利器盒
   B. 利用针头处理设备进行安全处置
   C. 使用具有安全性能的注射器、输液器等医用锐器,以防刺伤
   D. 将针头套回针套,以防扎伤别人

2. 艾滋病预防性用药应在艾滋病职业暴露后尽早开始,最好在(　　)内实施,尽量不超过72小时。
   A. 4小时　　　B. 24小时　　　C. 36小时　　　D. 48小时

3. HBV暴露,未接种过乙肝疫苗者且乙肝抗体检查阴性者,于4小时内接种乙肝疫苗,最迟(　　)内应接种完毕。
   A. 12小时　　　B. 24小时　　　C. 36小时　　　D. 48小时

4. 针刺伤最常见环节是(　　)。
   A. 回套针帽　　　　　　　B. 拔除注射针
   C. 整理用过的针头　　　　D. 采血等

5. 可疑暴露于HIV感染血液、体液时应(　　)。
   A. 即刻抽血检测HIV,第1、3、6个月后复查
   B. 接触后4小时内实施预防性用药
   C. 尽量不超过72小时(超过72小时仍主张用药),采用二联或三联药物治疗28日
   D. 随访6个月
   E. 以上都是

二、典型案例讨论

【案例】 某市妇产科医生刘某,在为一位急产孕妇接生时行人工破水,使孕妇顺利产下一男婴。随后,刘某在术后常规洗手脱下手套时发现自己的右手中指有一刺破的伤口,立即进行了冲洗,但无法确认伤口何时产生。该孕妇经检测确定是HIV感染者。

分组讨论:讨论锐器伤后伤口正确的处理流程并演练处理方法;填写1份医务人员锐器伤登记表。

【临床考核】

考核目标:能概括临床工作中防范锐器伤的方法,发生锐器伤后能正确处理,学会

对发生锐器伤的各种风险因素进行评估,采取有效的措施防范锐器伤,能够在发生锐器伤后按照处理流程进行规范处置。学生在临床实践操作中,遵守操作规范,具有慎独的职业素养。

考核要求:考核包含形成性考核和综合性考核两部分,要求学生保质保量完成各项考核项目,要求带教教师认真完成考核结果的记录。本单元考核的结果作为本课程综合成绩评定的依据。

一、形成性考核

问题与回答	教师评价
1. 在临床工作中,哪些环节容易造成锐器伤?(至少写出3个)	
2. 举例说明发生锐器伤的常见原因。(至少写出3个)	
3. 你是否知道血源性传染病?说出至少3种血源性传染病,并分别说明有什么危害。	

续表

评估结果
教师对学生的整体表现:满意□　不满意□
教师评语:
教师签名:　　　　　　　　　　　　　　　日期:
学生反馈:
学生签名:　　　　　　　　　　　　　　　日期:

二、综合性考核(案例分析)

问题回答或现场操作	教师评价
1.你或你的同伴发生过锐器伤吗？请描述发生的过程。	

续表

问题回答或现场操作	教师评价
2.分析发生锐器伤的原因,针对性地提出防范措施。	
3.临床护理工作中一旦发生锐器伤,应迅速采取哪些紧急处理措施?(模拟操作)	
评估结果	

教师对学生的整体表现:满意□　不满意□

教师评语:

教师签名:	日期:

续表

学生反馈:	
学生签名:	日期:

第四单元

医务人员职业性肌肉骨骼疾患的防护

【知识目标】
1. 熟悉职业性肌肉骨骼疾患的定义。
2. 了解工效学的定义。

【能力目标】
1. 能识别职业性肌肉骨骼疾患发生的原因。
2. 能列举职业性肌肉骨骼疾患发生的危险因素。
3. 能运用工效学原则和方法在工作中预防职业性肌肉骨骼疾患的发生。

【思政目标】
培养学生吃苦耐劳、爱岗敬业、甘于奉献的职业素养。

【案例探究】
某市康复医院,主要收治由于脑梗、偏瘫、骨骼损伤等原因导致长期卧床或失能的患者。护士小范在针灸理疗科工作了十年,每日要数次把患者从轮椅搬到针灸床上,针灸治疗完成后,又将患者搬到轮椅上。近期,小范感到腰部疼痛,影响工作。

根据案例讨论,护士小范职业损伤的类型是什么?在日常工作中医务人员如何预防此类职业损伤?谈一谈案例中的护士小范体现出了怎样的职业素养?

【知识精讲】
职业性肌肉骨骼疾患(word-related muscularskeletal disorders,WMSD)是指在职业活动中因长期受力、重复操作、不良姿势、静态负荷、搬举重物、重体力劳动和振动等不良工效学因素、不合理的劳动组织过程以及不良社会心理因素等,引起的以肌肉、骨骼、神经等系统损伤为主的一大类疾病。有关 WMSD 的影响因素是多方面的,概括起来可分为两大类,即职业因素与非职业因素。其中职业因素包括工作过程中静态负荷过重、强迫姿势作业等,均与 WMSD 的发生有关。医务人员由于工作的特殊性,如搬运患者、手术长时间的站立等成为 WMSD 的高发人群。

一、职业性肌肉骨骼疾患

职业性肌肉骨骼疾患指因从事生产劳动或其他工作而引起的肌肉骨骼损伤,包括肌肉、肌腱、骨骼、韧带及神经的健康问题,其范围包括轻度短暂的失调到不可逆的致残性损伤。机体受影响的部分包括上肢(手臂、手腕和手指)、颈部和肩部、腰背和下肢。

医务人员常见的职业性肌肉骨骼疾患有颈肩痛与颈椎病、腰背痛与腰椎间盘突出症、膝关节痛与髌骨软化症等。

二、工效学

工效学是指着眼于工作人群所从事的工作种类、他们使用的工具和整体的工作环境,其目标是寻求人们与其工作的最佳契合点,使他们安全、舒适并降低造成肌肉骨骼疾病和损伤的机会。可以按工作人群的身体能力和局限性设计工作任务、工作空间、工作和设备,并辅以相关培训而加以实现。

三、识别职业性肌肉骨骼疾患发生的主要原因

(1) 长期搬运不能自理的依赖性患者及体重较重的患者。
(2) 人工手动搬运患者。
(3) 长时间的站立及姿势的固定。
(4) 抬举或移动患者时身体过度向前弯曲。
(5) 工作场所中搬运空间、设备等不符合工效学原理。
(6) 负荷过重物件的搬运。
(7) 有关安全搬运和抬举的知识匮乏。

四、评估职业性肌肉骨骼疾患发生的相关因素

(1) 搬运空间。
(2) 工作台面高度(如办公桌、手推车、病床、实验室的长椅及架子)。
(3) 物件、患者的负荷及患者情况的评估(包括自理能力、有无损伤)。
(4) 是否重复性运动,患者的外出检查是否统筹计划安排。
(5) 搬运方式。

五、预防职业性肌肉骨骼疾患的工效学解决原则、方法

1. 工作中采用自然的姿势 保持背部"S"形曲线,颈部直立,肩部放松,肘部在两侧,腕关节取自然姿势。

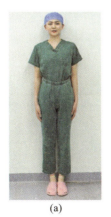 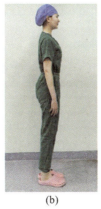 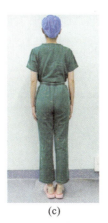

(a)   (b)   (c)

标准站立姿势

2. 减少过度用力 将过度用力的需求减到最小,例如,通过将大负荷的物件分解为多件小负荷物件,给包装或容器增加手柄或可抓握点以及将重物靠近身体握紧搬运等。在工作台附近设置一些存储区,以减少搬运物料的需求。借助辅助器具搬运,可以消除

搬运者不必要的抬举、搬运、弯曲或其他体力劳动(如便携式、固定式的起重设施)、直立式升降机、搬运患者的手推车、轮椅等。小的辅助设施可提高成本效益率,并非常有效,如滑动垫、滑梯、滚动板、防滑垫、搬运带及专用垫子等。如果无上述条件,对无自理能力的依赖患者以及体重较重的患者,应至少由两名医务人员共同搬运。如患者有颈、腰椎损伤,应由4人同时轴线搬运。人工搬运患者时动作轻稳,协调一致,使患者靠近搬运者,以符合省力原则,避免对患者拉、拽等,防止关节脱位,确保患者安全舒适。

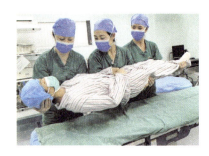
三人搬运法

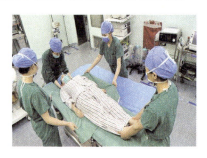
四人搬运法

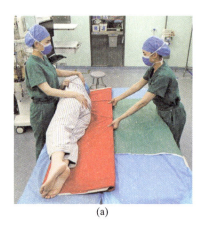
(a)

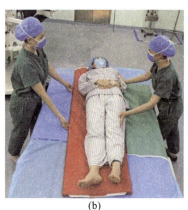
(b)

使用医用担架床搬运患者

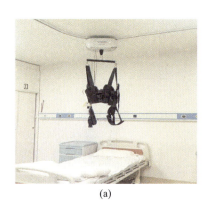
(a)

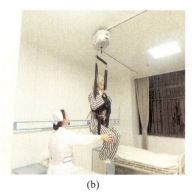
(b)

利用天轨搬运患者

3. 减少过度运动 尤其是重复性运动,患者的外出检查应统筹计划安排,减少搬运次数。

4. 所有物品都应置于易及处 如果拿取工具、设备或供应物资需要拉伸、扭转或弯曲身体,则应缩小工作区规模,如医院各部门急救车的配备等。

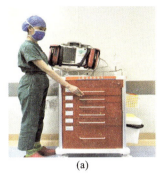 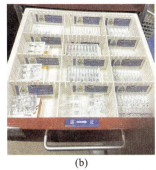 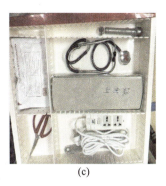

急救车物品的集中分类放置

5. 将疲劳或静态负荷减至最少 作家单纯性书写痉挛就是持续或长期用力引起手疲劳的例子,即使手不用力抓握亦会痉挛。可根据工效学原则来减轻损伤,例如,长时间操作鼠标容易手腕酸痛,可以使用根据人体工效学原理设计的鼠标垫分散手腕重量,从而缓解手腕酸痛。

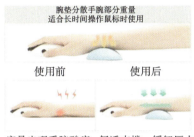 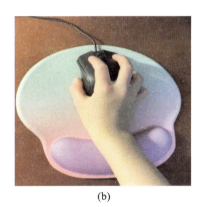

据人体工学原理设计腕垫、护腕鼠标垫

6. 缓解压力点 接触应力或定向压力点在许多工作台是常见的,改进工具或设施(包括桌子、椅子)使压力能更均匀地分布。因长期站立在坚硬的地面上而引起的疾病可通过使用抗疲劳垫、鞋垫、弹力袜等,以及锻炼和中间休息,或系统性评估工作任务是否可以坐姿完成。

7. 合适的工作台面高度 肘关节原则应用于决定适当的手部高度。绝大多数工作活动在肘关节水平完成得最好,但坐姿的工作是个例外,如显微外科的手术医生。这种情况下可以将物品提高到稍高于肘关节水平,这样手术医生才能看清细节。

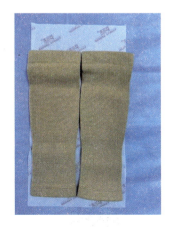

弹力袜

8. 在适当高度完成工作 调整工作台面高度(如办公桌、手推车、病床、实验室的长椅及架子等),避免不良体位、向上或向下拉伸性损伤、疲劳或伤害。

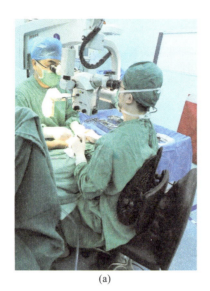
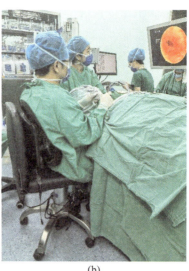

显微外科手术椅在手术中的应用

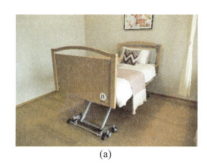
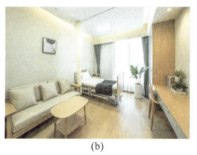

可调节高度的患者床单元

9. 运动、锻炼和拉伸 在工作期间，人的身体需要以不同方式定期运动并拉伸肌肉。通过提供简单的器械来鼓励锻炼，以确保长时间坐姿工作的医务人员能缓解肌肉疲劳。

10. 保持舒适的环境 舒适的工作环境有赖于多种因素，如适当的照明、均衡和适宜的温度、噪声控制及舒适的工作区。

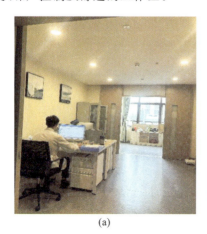
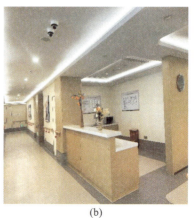

舒适的工作环境

六、常见的医务人员职业性肌肉骨骼疾患的防治

(一)颈椎病

1)颈椎病的定义 颈椎病又称颈椎综合征,是颈椎骨关节炎、增生性颈椎炎、颈神经综合征、颈椎间盘突出症的总称,是一种以退行性病理改变为基础的疾患,主要由于颈椎长期劳损、骨质增生,或颈椎间盘突出,韧带增厚,致使颈椎脊髓、神经根或椎动脉受压,出现一系列功能障碍的临床综合征。

2)颈椎正常功能 头部以下、胸椎以上的脊柱节段,共7块椎骨,围绕在颈脊髓及其脊膜的四周,彼此之间由颈椎间盘和韧带相连,形成向前凸的生理弯曲,不仅支撑头的重量,还有很大的活动范围。

3)不良姿势 不良姿势改变生理曲度,增加椎体和颈椎间盘的负荷,颈部肌群受到牵拉,肌肉力量和紧张度不均衡,神经根、血管走行发生改变,更易受到压迫而出现症状。

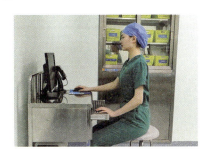
标准坐姿

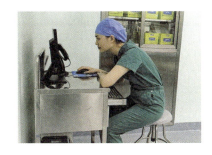
错误的坐姿

4)颈椎病的预防

(1)工作体位:保持自然的端坐位,臀背部要充分接触椅面,双肩后展,两肩连线与桌缘平行,脊柱正直,两足着地。将桌椅调到与自己身高比例最合适的状态,使目光平视电脑屏幕,双肩放松,避免头颈过度前屈或后仰,以减轻长时间端坐引起的颈部疲劳。

(2)颈部牵伸放松方法:工作1~2小时,让头颈部向前后左右活动数次。转动时应轻柔、缓慢,以达到各个方向的最大运动范围,使颈椎关节的疲劳得到缓解。

(3)抬头远望:长时间低头近距离注视,既影响颈椎,又易引起视力疲劳,应每小时抬头远眺半分钟左右,消除疲劳感,有利于颈椎保健。

(4)休息体位:睡觉时枕头不可过高、过硬或过低;枕头中央应略凹,使颈部充分接触枕头并略后仰,不要悬空。习惯侧卧位者,应使枕头与肩同高。

(5)避免损伤:避免和减少急性颈椎损伤,如避免猛抬重物、紧急刹车等。本身存在颈椎管狭窄的患者,容易发生过伸伤,导致无骨折脱位型颈脊髓损伤。

5)颈部肌肉力量和活动度练习

(1)颈部活动度练习:身体坐位或立位,颈部和上半身保持中立位,颈部缓慢前屈至极限处保持1~2秒,再后仰至极限处保持1~2秒为1次,10次/组;颈部向左侧屈至极限处保持1~2秒,再向右侧屈至极限处保持1~2秒为1次,10次/组;颈部向左侧旋转至极限处保持1~2秒,再向右旋转至极限处保持1~2秒为1次,10次/组。

颈部活动训练

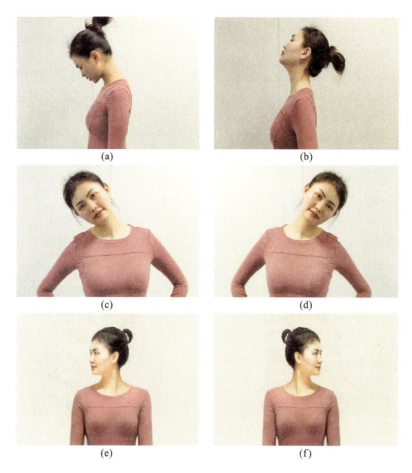

颈部活动度练习图解

注:(a)颈部缓慢前屈至极限处;(b)颈部后仰至极限处;(c)颈部向左侧屈至极限处;(d)颈部向右侧屈至极限处;(e)颈部向左侧旋转至极限处;(f)颈部向右旋转至极限处。

(2)颈部力量练习。

颈部力量练习

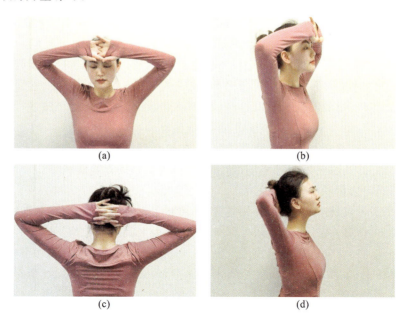

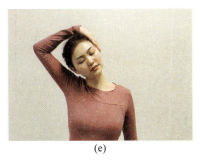
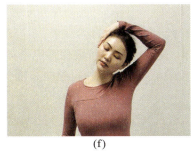

(e) (f)

颈部力量练习图解

注：(a)(b)坐位,双肩尽量放松,微收下颌,保持颈部始终处于中立位,双手交叉置于额头向后用力,颈部与之对抗,保持5～10秒/次,10次/组,练习2组。

(c)(d)双手交叉置于枕后向前用力,颈部与之对抗,保持5～10秒/次,10次/组,练习2组。

(e)(f)将右手置于头部左侧向右用力,颈部与之对抗,保持5～10秒/次,次数同上;右侧亦然,每个方向2组。

（二）腰背伤

1）腰背伤的定义　在医疗卫生部门,腰背损伤是所有肌肉骨骼疾病中最常见的,而且也是最容易使人衰弱的疾病。根据多家职业安全卫生机构的研究报告,因护理过程中及使用个人护理设施时的伸展过度（主要是抬举活动）,引起了大量的腰背伤。

2）产生的原因　工作时处于困难的"非中立"位置常常意味着完成任务的时间会更长,并迅速使人疲劳,例如,将静脉输液袋挂到输液架上的高举手臂的动作,很快就会使肩部肌肉疲劳;如给成年患者翻身或在扶住患者的同时向后方伸手拿某种物品的向前弯曲或扭曲身体的动作,就会很容易导致腰背伤。研究认为:用力抬举或用力搬移重物及重体力劳动,会导致腰肌的慢性积累性损伤和颈椎间盘突出,形成腰背伤。高体力劳动负荷的医务人员比低体力劳动负荷的医务人员更容易患腰背伤。

3）腰背痛的防治策略　①疼痛明显时卧床休息;②腰椎牵引;③物理因子治疗;④腰背肌、腹肌训练。

4）腰背肌、腹肌训练

（1）猫式运动:模仿猫的伸展姿势,可以使脊柱柔和地伸展,重复动作10次以上,每日2～3组。用双手和膝盖支撑身体,保持自然的呼吸,先将腰背部尽量下压,同时抬头,保持10秒,然后低头,下巴向胸前收紧,同时背部慢慢弓起,坚持10秒。

猫式运动

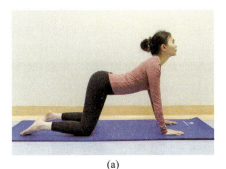
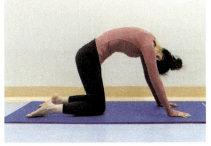

(a) (b)

猫式运动

桥式运动

(2) 桥式运动：仰卧在床面或者运动垫、瑜伽垫上，双膝关节屈曲，脚平放，双臂放在身体两侧，掌心向下。抬起臀部，尽量将腰背挺直，从膝盖到胸部形成一个平直的斜坡，注意在保持臀部抬起时应自然呼吸，不要憋气，保持 30 秒，然后放松，重复 10 次，每日 2～3 组。如果刚开始难以将腰背部完全挺直，可以先将臀部尽量抬高到能够达到的最大高度，然后循序渐进地增加抬起的高度。如果能够耐受，还可以用同样的方式进行侧桥动作。

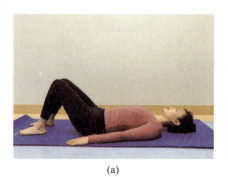
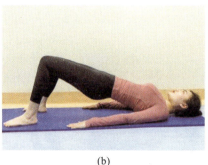

(a)　　　　　　　　　　　　(b)

桥式运动

对角线支撑练习

(3) 对角线支撑练习：跪位，双手及双膝接触地面，向前伸出一侧上肢与地面保持平行，同时向后伸出对侧下肢与地面保持平行，维持 5～10 秒后换另一侧对角线上下肢，10～15 个/组，每日 2～3 组，根据个人耐受能力，适当延长每次支撑的时间。

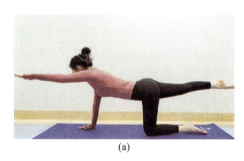
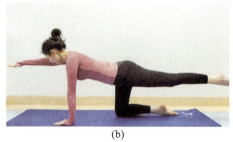

(a)　　　　　　　　　　　　(b)

对角线支撑练习

(三) 膝关节痛与髌骨软化症

1) 膝关节痛与髌骨软化症　髌骨软骨面发生局限性软化、纤维化，而引起膝关节慢性疼痛的一种常见的膝关节疾病。

2) 运动治疗　选择正确的运动方式，制订个体化的运动方案，减轻疼痛，保持关节活动度，改善和维持关节功能，延缓疾病进程。

(1) 直抬腿练习：向上直抬腿，抬起至下肢与地面的夹角约为 30°为宜，将腿抬高后保持 10 秒，缓慢放松，休息 10 秒，之后再抬起，10 次/组，每日 2 组。

抬腿练习

(2) 静蹲练习：上身保持挺立，抬头平视前方，双手可轻搭于双腿之上、悬垂于身体两侧、平举、侧举或做托球状放于胸前均可；两脚分开与肩同宽，脚尖与膝盖均朝向正前方，并且保持膝盖与脚尖在一条直线上，不建议膝盖超过脚尖。每次静蹲的时间以感觉自己力竭无法继续坚持为度，每次静蹲力竭后间隔 1～2 分钟后开始下一次静蹲，以 3～5 次/组，每日可在不同的时间段练习 3～5 组。

静蹲练习

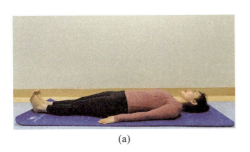
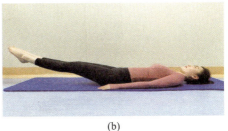

直抬腿练习

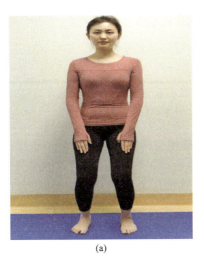
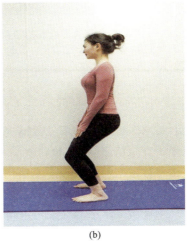

静蹲练习

七、预防职业性肌肉骨骼疾患的一般原则

(1) 尽可能避免抬举。

(2) 用机械装置抬举患者及搬运其他重物。

(3) 如果上述原则不可行,那么至少由两名医务人员共同抬举患者或搬运其他重物。

(4) 提供患者搬运及重物搬运的知识和操作技能,提供培训并同时确保在相关场所列有明确的说明,包括如何使用起重辅助设备及其最大安全工作负荷。

(5) 将所用物具和控制装置(如灯的开关、设备控制装置)放置于医务人员易及处。"越是经常使用的东西,越应置于最近处"适用于工作场所和医疗卫生机构所有的服务单元。经常被拿起或要使用的物品都应放置于病床旁边或工作台前面15~40 cm,同时考虑到医务人员是左利手或右利手的情况。

(6) 为在办公桌前工作的医务人员提供座位高度合适(或高度可调)并有坚固靠背的椅子。

(7) 为职业性肌肉骨骼疾患发病率高的医务人员提供专门的培训,如背部护理的训练、患者评估及适宜的搬运技术。培训范围同时覆盖新员工和需要重新培训的老员工(如手术室的医务人员等)。

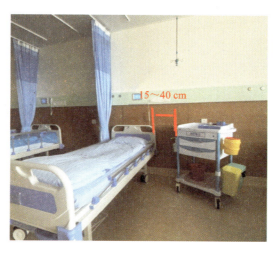

病床旁边适宜的空间和医务人员的可及距离

【知识链接】

工具改进：显微外科手术椅

(1)应用：手术医生通过手术显微镜进行精细操作，在手术过程中，手术医生的头颈部和上身需要一直保持直立位，长时间手术会造成医生的躯干疲劳，容易导致腰背部肌肉劳损。显微外科手术椅能减轻手术医生的腰椎压力和腰背部肌肉劳损，保持医生手部操作的稳定性。

(2)功能：①显微外科手术椅采用电动升降转椅底座，配有脚踏式升降操纵杆，手术医生可以根据自己身高和喜好，调节手术椅高度；②手术椅靠背护腰垫的两侧托板相互分离，且背部设有支撑弹簧，可从左右两侧对手术医生的背部进行贴合支撑；③靠背护腰垫还可以根据医生的体形进行前后调节，并具有电动按摩功能。

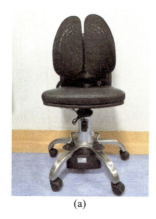 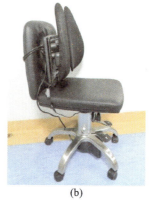

(a)　　　　　　　　　　(b)

显微外科手术椅

【课后测试】

一、选择题

1. 搬运伤属于（　　）。

A. 生物性损伤　　　　　　　　　　B. 物理性损伤

C. 心理社会性损伤　　　　　　　　D. 化学性损伤

2. 搬运伤的原因（　　）。

A. 长期搬运不能自理的依赖性患者及体重较重的患者

B. 快速动作、重复性搬运

C. 抬举或移动患者时身体过度向前弯曲

D. 工作场所中搬运空间、设备等不符合工效学原理

E. 以上都是

3. 引起腰背伤的原因（　　）。

A. 用力抬举　　　　　　B. 用力搬移重物　　　　　　C. 重体力劳动

D. 高劳动负荷　　　　　E. 以上都是

4. 什么是自然的姿势？（　　）。

A. 保持背部"S"形曲线　　B. 颈部直立　　　　　　C. 肩部放松

D. 肘部在两侧　　　　　E. 以上都是

5. 舒适的工作环境包括（　　）。

A. 适当的照明　　　　　B. 均衡和适宜的温度　　　C. 噪声控制

D. 舒适的工作区　　　　E. 以上都是

二、典型案例讨论

【案例】　护士小孙在颅脑外科病房工作，这天，夜班刚接班，正好碰上手术结束运送回病房的患者，小孙主动去配合交班的护士一起将患者由平车移至病床。在此过程中，小孙在病床一侧，离平车较远，再加上患者属肥胖体形，以致小孙在用力的瞬间拉伤腰肌，疼痛难忍。

分组讨论：讨论说出护士小孙发生职业损害的原因及预防搬运伤的工效学方法。

【临床考核】

考核目标：能识别与评估职业性肌肉骨骼疾患发生的危险因素风险，在操作中能采取工效学办法预防职业性肌肉骨骼疾患的发生。学生在临床实践中，体现爱岗敬业、吃苦耐劳的职业素养。

考核要求：考核包含形成性考核和综合性考核两部分。要求学生保质保量完成各项考核项目；要求带教教师认真完成考核结果的记录。本单元考核的结果作为本课程综合成绩评定的依据。

一、形成性考核

问题与回答	教师评价
1. 在临床工作中，你认为哪些是职业性肌肉骨骼疾患发生的主要原因？	

续表

问题与回答	教师评价
2.预防职业性肌肉骨骼疾患一般原则包括哪些?	
3.预防职业性骨骼肌肉骨骼疾患的工效学解决原则、方法有哪些?	
评估结果	
教师对学生的整体表现:满意□　不满意□	
教师评语:	
教师签名:	日期:

续表

学生反馈：	
学生签名：	日期：

二、综合性考核（案例分析）

问题回答或现场考核	教师评价
1. 预防颈椎病颈部肌肉训练的标准流程。	
2. 预防腰背伤腰背肌、腹肌训练的标准流程。	
3. 预防膝关节痛与髌骨软化症腿部标准训练流程。	

续表

评估结果
教师对学生的整体表现:满意□　不满意□
教师评语:

教师签名:	日期:

学生反馈:

学生签名:	日期:

第五单元

医务人员化疗药物损伤的防护

【知识目标】

1. 了解化疗的定义。
2. 了解化疗药物损伤对医务人员的危害。

【能力目标】

1. 能列举化疗药物暴露的风险环节。
2. 正确实施规范化的化疗药物配制步骤及给药操作步骤。
3. 发生化疗药物暴露后能正确处置。

【思政目标】

培养学生以人为本、以患者为中心的职业理念。

【案例探究】

护士小王,36 岁,在肿瘤医院化疗科工作了 13 年,承担配药、注射、患者护理等工作。近三个月生物安全柜因故障停用,只能在普通配药间进行配药,近半个月以来护士小王发现有掉头发、长皮疹和轻度头痛等不适症状,经检测发现白细胞减少。

根据案例进行小组讨论:护士小王身体出现不适的原因及在工作中应如何防范。谈一谈医务人员在日常工作中如何体现以患者为中心的服务理念。

【知识精讲】

化疗药物治疗是肿瘤治疗的主要手段之一。目前临床使用的化疗药物多为细胞毒性药,具有致畸性、致突变性和致癌性。化疗药物配制时形成的气溶胶或气雾可通过皮肤吸收、呼吸道吸入、消化道摄入及意外注射等途径进入医务人员体内,从而造成医务人员的职业暴露。

一、化学治疗(化疗)的定义

广义的化学治疗简称化疗,是由德国 Ehrlich 于 1909 年首先提出的,是指对病原微生物、寄生虫所引起的感染性疾病以及肿瘤采用化学治疗的方法。狭义的化学治疗是利用化学药物阻止癌细胞的增殖、浸润、转移直至最终杀灭癌细胞的一种治疗方式。本单元主要学习针对狭义的化学治疗所产生的医务人员职业危害及防护措施。

二、化疗药物对医务人员的伤害

多数化疗药物为细胞毒性药,抗癌作用属在非选择性破坏患者异常细胞的同时,也破坏人体的正常细胞。化疗药物具有毒性、致畸性、致突变性和致癌性。因此,无保护情况下长期接触化疗药物的医务人员有发生不良反应的可能,如易出现脱发、皮疹和轻度头痛、白细胞异常、免疫力下降等症状,这些症状与年龄、吸烟及倒夜班无相关性。常见不良反应及机理如下。

1. 脱发　发生率最高,主要因为皮囊上皮细胞生长迅速,对化疗药物敏感。

2. 皮肤黏膜反应　可使患者出现皮肤黏膜刺激症状,如皮肤损伤、皮疹、红斑、色素沉着、眼部刺激等症状,严重时可导致糙皮病或剥脱性皮炎。

3. 造血系统　有不同程度的骨髓抑制作用,特别是氮芥、阿霉素、丝裂霉素、环磷酰胺、铂类等。主要表现为白细胞计数减少,疲劳。随着剂量的增加,血小板、红细胞受到不同程度的影响。

4. 生殖系统　长期接触化疗药物的女性医务人员,可致其月经周期异常,亦可引起原发性卵巢功能衰竭和闭经。孕前和孕期接触化疗药物,对胚胎和胎儿的生长发育会产生不良影响,可导致孕期流产和胎儿先天畸形。对男性医务人员而言,长期接触化疗药物可能出现睾丸萎缩,精子减少,导致生殖功能降低。

5. 免疫系统　化疗药物本身也是致癌药物,长期接触化疗药物可诱导正常细胞恶性分化,导致化疗药物在体内蓄积而使淋巴细胞染色体突变,免疫系统受损。

三、化疗药物暴露的风险环节

1. 配制药液

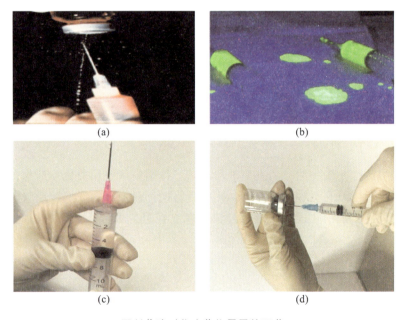

配制药液时化疗药物暴露的环节

注:(a)使用橡皮塞小药瓶时,含有毒性微粒的气溶胶和气雾存在压强以致药液喷出;(b)药液抽取后拔出针头时,可出现肉眼看不见的溢液;(c)排气时药物散发到空气中;(d)抽取药液过程中针栓脱落,药物溢出。

2. 输注药液

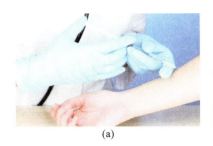
(a)

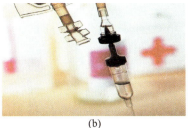
(b)

输注药液时化疗药物暴露的环节

注：(a)护士在注射中意外受伤；(b)输液器、输液管渗漏、破裂，或更换化疗输液袋拔输液器时发生药物泄漏。

3. 废弃物的处置

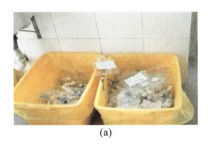
(a)

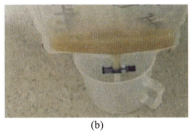
(b)

废弃物的处置时化疗药物暴露的环节

注：(a)用过的安瓿、注射器、输液器在投入垃圾容器时，剩余的药液被挤出，药液散发到空气中；
(b)化疗患者尿液或其他分泌物48小时内含化疗药物成分。

4. 灌注化疗

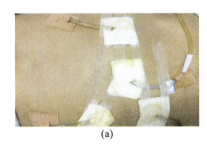
(a)

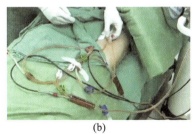
(b)

灌注化疗时化疗药物暴露的环节

注：(a)(b)腹腔及膀胱灌注化疗药物时，药液从引流管口渗出，污染敷料及被服，药液散发到空气中。

四、化疗药物暴露的职业防护措施

1. 减少接触药物　医务人员尽量减少不必要的与化疗药物的接触，防止药物由任何途径进入人体。

2. 集中配制药物　尽量减少化疗药物对环境的污染，医院应设置配制化疗药物的专用房间，在专用层流安全柜内，由专人集中完成药物配制。

3. 规范配药操作

(1)配制化疗药物前后应严格洗手，穿戴防护用品。

①正确的洗手方法：用流动水冲洗手部，使手腕、手掌和手指充分浸湿，取适量的肥皂或皂液，均匀涂抹至整个手掌、手背、手指、指缝，然后反复搓揉双手及腕部，整个搓揉

时间应不少于15秒。

②正确穿戴防护用品：穿防水、无絮状物材料制成、前部完全封闭的隔离衣，戴帽子、口罩、护目镜、双层手套（内层为PVC手套，外层为乳胶手套）。

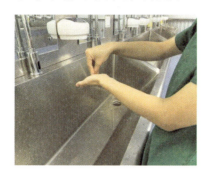
严格洗手

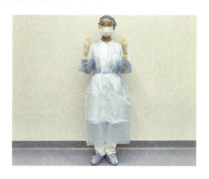
正确穿戴防护用品

（2）在配制过程中，操作台面应覆盖一次性防护垫，以吸附溅出的药物，防止挥发造成空气污染。

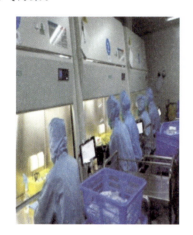
在安全柜内配制化疗药物

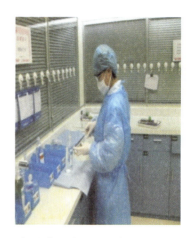
操作台面应覆盖一次性防护垫

（3）割锯安瓿前应轻弹其颈部，使附着药粉降到瓶底；折断安瓿颈部时要用消毒纱布包住安瓿颈部，将安瓿头部向远离操作者方向倾斜，然后折断。

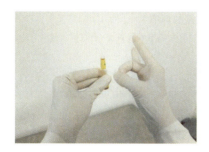
割锯安瓿前应轻弹其颈部

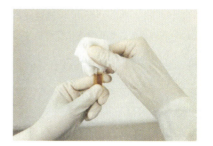
折断安瓿颈部时要用消毒纱布包住安瓿颈部

（4）溶解药物时，溶媒应沿瓶壁缓慢注入瓶底，待药粉浸润后再晃动，以防药粉溢出。抽取药液时选用一次性注射器和较大号的针头，并确保注射器针管接头处衔接紧密，以免药液渗漏。所抽取的药液以不超过注射器容量的3/4为宜。抽取药液后，在瓶内进行排气或排液后再拔针,不使药液排入空气中。抽出药液后放入垫有PVC薄膜的无菌盘内备用。

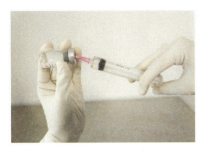
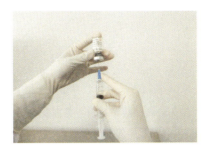

溶解药物时溶媒应沿瓶壁缓慢注入瓶底　　抽取药液后在瓶内进行排气或排液后再拔针

(5) 配药完毕后,用清水擦拭安全柜内部及台面。
(6) 脱去手套后彻底冲洗双手并沐浴,以减轻化疗药物的毒副作用。

4. 规范给药操作

(1) 化疗药物应由经过专门培训的专业护士给药。
(2) 双人核查医嘱确保正确给药。
(3) 注射溶液以软包装输液袋为宜,利于液体输注完成后的污染物品处理。

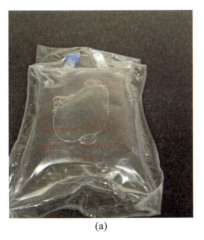
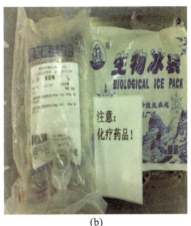

(a)　　　　　　　　　(b)

软包装输液袋

(4) 给药时应戴一次性口罩、双层手套,静脉给药时宜采用全密闭式输注系统。静脉给药时若需从墨菲氏滴管加入药物,必须先用无菌棉球或纱布围在滴管开口处再进行加药,速度不宜过快,以防药液自管口溢出。

(5) 静脉给药结束后,按规定分类,将带针头的注射器放入防穿透、防泄漏的收集容器中统一处理。

(6) 操作完毕脱掉手套后用肥皂水及流动水彻底洗手。

5. 规范废弃物的处置

(1) 化疗药物废弃物的处置:所有在接收、存储和应用过程中有可能接触化疗药物的一次性物品,如针头、注射器或输液管,包括个人防护用品,均应视为化疗药物废弃物。化疗药物废弃物应与其他垃圾分开管理,存放在无泄漏、有盖、密封性好的容器内。接触化疗药物的用具、污物、一次性注射器、输液器、废药瓶等,使用后放置在双层塑料

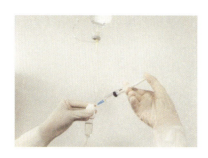

用无菌棉球或纱布围在墨菲氏滴管开口处再进行加药

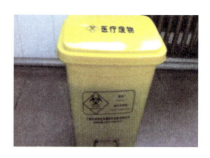

防穿透、防泄漏的垃圾桶

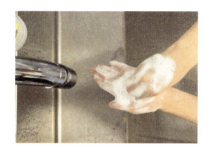

肥皂水洗手

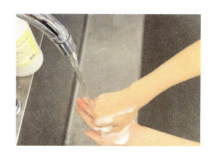

流动水冲洗

袋中封闭处理,并注明"药物性废物"的警示标识。当废弃物容积达到收集容器容积的2/3时,就要封上盖子。处理废弃物时同样要戴双层手套。

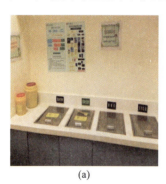
(a)

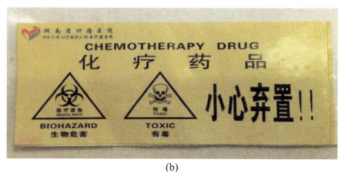
(b)

化疗药物废弃物分类处置

(2)化疗患者呕吐物及排泄物的处置:接受化疗药物治疗后,患者的排泄物需安全处理的标准时间为48小时内,在此期间可能会对人体产生不同程度伤害。在处理患者呕吐物及排泄物时,应穿好防护衣和戴手套。当有可能发生有害体液溅射时,应戴防护面罩和眼罩。化疗患者使用过的水池、马桶反复用水冲洗至少两次。化疗药物污染的床单、衣物分开处理。医院内必须设有污水处理装置。

五、发生化疗药物暴露的规范处置流程

(1)操作者穿戴防水隔离衣、一次性口罩、乳胶手套、面罩或护目镜、鞋套,准备好纱布及垃圾袋等。

(2)立即标明污染范围,避免其他人员接触。

(3)如果少量药液溢到桌面或地上,应用纱布吸附药液;但大量溢出(大于5 ml)时

应用吸收力强的纱布垫清除。若为药粉溢出,则利用潮湿纱布或具有吸附性纱布垫轻轻擦拭,以防药粉飞扬,污染空气,并将污染用物置于专用袋中封闭处理。

(4)溢出的区域用清洁剂和清水擦洗污染表面3次,再用75%酒精擦拭。

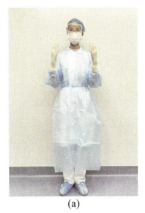 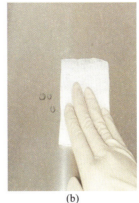 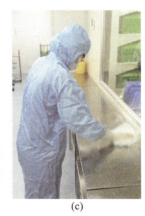

(a) (b) (c)

少量化疗药物溢到桌面或地上的规范处置流程

注:(a)穿戴好防护用品;(b)用纱布或棉垫吸附溢出药液;
(c)用清洁剂和清水擦洗污染表面3次,再用75%酒精擦拭。

(5)药液溅在衣物或皮肤应立即去除被污染的衣物,用洗手液和流动水彻底清洗皮肤;如药液溅到眼睛,则用大量生理盐水、洗眼剂或流动水冲洗受污染眼睛至少15分钟,并尽快到眼科接受治疗,有条件的医院可以配备洗眼器。

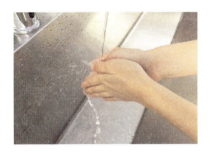 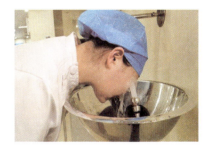

流动水彻底清洗污染的皮肤   **洗眼器冲洗污染的眼睛**

洗眼器洗眼

(6)记录外溢药物名称、时间、溢出量、处理过程以及受污染的人员。

【课后测试】

一、选择题

1.化疗药物外渗时的处理不正确的是( )。

A.眼睛被污染时,应立即用清水或生理盐水反复冲洗

B.药粉溢洒在桌面或地面上,则用湿纱布抹擦

C.药液溢洒在桌面或地面上,应用吸水毛巾或纱布吸附

D.药液溅在皮肤上,应立即用0.5%碘伏擦拭污染部位的皮肤

2.化疗药物配制时的防护措施要求( )。

A.隔离衣、鞋套 B.戴帽子、口罩 C.护目镜

D.双层手套 E.以上都是

课后测试
答案

3.抽取药液时,所抽药液以不超过注射器容量的(　　)为宜。
A.1/2　　　B.1/3　　　C.2/3　　　D.1/4　　　E.3/4
4.接受化疗药物治疗后,患者的排泄物需安全处理的标准时间为(　　)内。
A.4小时　　B.12小时　　C.24小时　　D.48小时　　E.72小时
5.化疗药物对人体的伤害中发生率最高的是(　　)。
A.脱发　　　　　　　　B.皮疹　　　　　　　　C.骨髓抑制
D.胎儿先天畸形　　　　E.致癌

二、典型案例讨论

【案例】 护士小温在某综合医院的老年病区工作,该病区偶有患癌症的老年患者,需要配制化疗药物。但是该病区并非癌症专科病区,所以平时关于化疗药物的职业防护培训较少。这天,小温在配制化疗药物的过程中,药液不小心飞溅到眼睛里,小温只是用手轻轻搓了搓,眨了眨眼睛,感觉无大碍就没做特殊处理。

分组讨论:案例中护士小温化疗药物暴露的途径是什么?写出化学药物暴露后规范的处置流程。

【临床考核】

考核目标:能识别与评估化疗药物对医务人员的伤害及化疗药物暴露发生的危险因素,能正确实施规范化的化疗药物配制步骤及给药操作步骤,发生化疗药物暴露后能按规范完成处理方案。在临床实践中体现以患者为中心的职业理念。

考核要求:考核包含形成性考核和综合性考核两部分。要求学生保质保量完成各项考核项目;要求带教教师认真完成考核结果的记录。本单元考核的结果作为本课程综合成绩评定的依据。

一、形成性考核

问题与回答	教师评价
1.在临床工作中,你认为化疗药物会对医务人员造成哪些伤害?	

续表

问题与回答	教师评价
2.在临床工作中,你认为哪些是化疗药物暴露的风险环节?	
3.化疗药物废弃物的处理和化疗患者呕吐物及排泄物的处理方法有哪些?	
评估结果	
教师对学生的整体表现:满意□　不满意□	
教师评语:	
教师签名:	日期:

续表

学生反馈：	
学生签名：	日期：

二、综合性考核（案例分析）

回答问题或现场操作	教师评价
1.说出化疗药物规范化的配制操作步骤。	
2.临床工作中，如果发生化疗药物暴露，你应该如何处理？	
3.临床工作中，你应如何防范化疗药物的伤害？	

续表

评估结果	
教师对学生的整体表现：满意□　不满意□	
教师评语：	
教师签名：	日期：
学生反馈：	
学生签名：	日期：

第六单元

医务人员对暴力侵袭的防护

【知识目标】
    1. 熟悉医院暴力侵袭的定义及分类。
    2. 了解医院暴力侵袭的危害。

【能力目标】
    1. 能分析医院暴力侵袭产生的原因。
    2. 能识别医院暴力侵袭的风险因素。
    3. 发生医院暴力侵袭事件时能按医院暴力侵袭处理流程实施处置。

【思政目标】
    培养学生服务意识、法律意识、安全意识。

【案例探究】
    2015 年 10 月 4 日上午,在某市医院康复科,患者家属孙某认为某护士没有照顾好自己父亲,与其发生口角。情绪激动的孙某打了该护士耳光,并对其腹部踹了一脚。在被其他医务人员拉开后,该护士报警。事发后,已怀孕近 40 日的该护士感到腹部疼痛并流产,医院诊断为外伤性流产。经市公安局物证鉴定所鉴定,该护士的伤情已构成轻伤。打人者孙某被刑事拘留。
    根据案例进行小组讨论:对医务人员遭受暴力侵袭的原因进行分析,医务人员在工作中应如何防范类似事件发生?发生了此类事件,医务人员应如何保护自己?

【知识精讲】
    世界卫生组织(WHO)和国际护士会(ICN)共同参加的一项研究项目表明,工作场所暴力侵袭已经成为一个重要的公共卫生问题和全球性的职业伤害问题。医务人员是工作场所暴力侵袭的高危人群,其中针对女性的暴力侵袭更多,而护士遭受身体暴力侵袭的概率更大。工作场所的暴力行为从本质上有破坏性,并且会带来巨大的负面影响。即使语言暴力,所产生的恶劣影响也不应被低估。

一、医院暴力定义

    医院暴力(hospital violence)又称医院工作场所暴力或医疗暴力,世界卫生组织对其最新的定义为医务人员在其工作场所受到辱骂、威胁和攻击,从而对其安全、幸福和健康造成明确的或含蓄的挑战。其特点可概括为以下 3 点:①暴力事件必须发生在卫生工作场所;②暴力发生在医务人员上班期间;③暴力受害者一定是医务人员。

二、医院暴力的分类

依据暴力形式可将医院暴力分为心理暴力、身体暴力和性暴力3种。

1. 心理暴力 给医务人员施加痛苦、悲痛,包括口头辱骂、威胁、恐吓、羞辱等。

2. 身体暴力 任何以体力伤害身体的攻击行为,包括打、踢、拍、扎、推、咬等行为。

3. 性暴力 任何违背受害者意愿的有关性的言语和动作,包括性骚扰(或性挑逗)、性袭击以及强奸(含未遂)。

三、发生医院暴力的因素分析

1. 患者或患者家属的因素 一些患者及其家属由于不了解医学的特殊性,对医疗效果的期望不切实际,一旦患者没有治愈或者死亡,就成为医疗纠纷和医院暴力的导火索。另一方面,患者维权意识日益增强,而有些医疗机构医疗服务水平和服务意识跟不上步伐,也是造成医患矛盾和医疗纠纷的重要原因。

2. 医院环境政策因素

(1)医院提供的综合服务不够人性化,如医院环境设置欠合理,门诊或有关科室标识不清晰等延长患者就诊时间。

(2)医院纠纷处理机制不健全,医院对医疗纠纷处理不及时、不重视,院方的推诿和默然使医疗纠纷失去控制和处理的最佳时机,导致医患矛盾的进一步升级。

(3)部分医院过度追求经济利益,不合理收费,也易引起患方不满。

3. 医务人员因素 医患双方信息不对称,医方对患者知情权认知不足,告知义务履行不当,也会诱发医院暴力。此外,医院内部科室及人员之间在诊疗过程中的沟通不畅,也极易间接引起医疗纠纷和暴力事件。

四、暴力侵袭对医务人员的危害

暴力侵袭不仅是一个职业卫生安全问题,同时也威胁着医务人员的生命安全。暴力侵袭的消极后果不仅仅影响受害者,也影响医疗卫生机构整体的工作环境,如导致员工或非直接受害的患者出现不舒适感、不安全感和恐惧感,明显影响工作效率。暴力侵袭对医务人员的危害具体包括以下几点。

(1)明显降低了卫生保健的服务质量,造成卫生资源的浪费,侵犯了医务人员的合法权益和危害其人身安全。

(2)影响了医务人员的工作热情:医疗本身就是高风险的特殊行业,出现医疗意外在所难免。患者或其家属采取非法手段,抓住医疗工作中存在的"缺点"和"失误",对医院和当事医务人员进行攻击,使医务人员感到自身安全无保障,身心受到严重损害,造成其情绪低落和心理压力增大,工作热情度降低。

(3)侵害了医务人员的依法行医权:患者及其家属的无理取闹和追打医务人员等行为严重扰乱了医院的正常工作秩序,使医务人员不能进行正常的工作,不能对其他患者进行诊治,侵害了医务人员的依法行医权。

(4)挫伤了医务人员的创新精神:医疗纠纷,特别是由此引发的恶性事件,严重地影响医务人员的创新精神,致使医务人员在日后的工作中采取自我保护策略,可能会少收治危重患者,避开有风险的高难度医疗技术,不主动去探索医疗新技术。

(5)扰乱了医疗秩序:医疗纠纷,特别是由此引发的恶性治安事件,突发性强,破坏性大。如某些患者经抢救无效死亡后,其家属在病房停尸闹事,辱骂殴打医务人员、砸坏公物,医院秩序受到严重破坏,医务人员和其他患者的生命安全受到严重威胁。

(6)损害了医院的形象:医疗纠纷及由此引发的恶性治安事件严重损害了医院形象,给医院的各项工作带来严重的影响。

五、识别暴力侵袭的风险

医院暴力侵袭的发生可能是隐匿的,需学习识别可能的突发暴力风险。

(1)工作场所暴力倾向表现。

①突然改变谈话的语气,出现快速、大声和粗鲁的声音。

②握紧拳头,咬紧牙关,满脸涨红,行为难以自制。

③怒目圆睁,鼻翼翕动,呼吸急促。

④突然情绪激动,过分紧张。

⑤酗酒后来访。

(2)医院暴力侵袭发生的常见地点是急诊科、精神科病房、候诊室、手术科室、儿科、老年科,医院夜间急诊是暴力侵袭事件的高发时段。这可能与这些科室中患者流量高、病种复杂、病情急使患者或其家属情绪急躁有关。

(3)许多风险因素与潜在的因素相关联,识别工作场所潜在的暴力犯罪者并非易事,应该避免主观臆断。

六、医院暴力侵袭的预防与应对策略

(一)加强医患之间的沟通,建立相互之间的信任

良好的医患沟通可以帮助建立医患信赖、和谐的关系,对治疗疾病有积极作用。当出现医患矛盾时,医务人员应遵循"先处理患者的情绪,后处理事情"的原则。

1. 沟通的对象 医务人员与患者(家属)、医务人员之间、临床科室与医技科室等。

2. 沟通的核心 诚信、尊重、同情、耐心。

3. 沟通的时机 在医疗活动过程中,只要发现可能出现问题的苗头,就应重点关注,针对性地进行沟通。如在晨会交班中,除交代医疗问题外,可把当天值班中发现可能出现问题的苗头作为常规内容进行交班,使下一班医务人员有的放矢地与患者及其家属做好沟通,并记录在晨会记录本中。

4. 沟通前准备 掌握患者的病情、治疗情况和检查结果,掌握患者医疗费用的情况,掌握患者及其家属的社会心理状况。

5. 沟通的技巧

(1)倾听:多听患者或其家属说几句话。

(2)讲解:多对患者或其家属说几句话。

6. 沟通中的细节 留意对方的情绪状态,留意对方接受教育的程度及对沟通的感受,留意对方对病情的认知程度和对交流的期望值,留意自身的情绪反应,学会自我控制。

7. 交换沟通对象 在某医务人员与患者或其家属沟通困难时,可另换一位医务人员或请护士长与其沟通。

(二)增加沟通渠道,建立投诉程序

工作场所的暴力侵袭和虐待通常是一系列事故不断累积升级而导致,绝不是一个单一事故。因此,保持警惕,记录所有事故并确保建立适当的投诉或申诉程序非常重

要。这个程序应予以保密,被全体医务人员理解,并且便于获得。

(三)提升医务人员对工作场所暴力风险事件的应对能力

提升医务人员对工作场所暴力风险事件的应对能力是重要的策略,可以从行政管理维度、环境建设维度、语言行为维度3个维度管理。

1. 行政管理维度

(1)正确认识医院暴力带来的影响,提高对暴力受害者心理健康的重视度和关注度。实施对医院暴力"零容忍",形成良好的医院管理模式及和谐的社会支持系统。

(2)制订以维持医院安全工作环境为目标的安全管理制度和长效发展计划、实施方针和指导政策。

(3)建立医院暴力的危机干预机制、应急预案和处理流程、上报制度、补偿和法律援助的政策程序,并严格实施,如科室联合安全保卫科建立网格化管理长效机制,安排安保人员到急诊科等重点科室,实现分片到人。保证医院的安全保卫工作,专人专职,提高快速反应能力。

(4)完善涉医案事件联动机制,辖区协警及医院安保人员成立巡逻队,实行安保巡查网格化。

(5)医院层面应促进反医疗暴力,立法保护医疗卫生人员人身安全,推动新闻媒体对社会舆论的正向引导作用,向公众普及医疗暴力的相关法律法规。

2. 环境建设维度

(1)医院宜设立安检门,严格排查入院人员,禁止携带管制刀具等危险物品。

(2)可在门急诊的各诊室、病区护士站及医生办公室等配备监控录像和报警系统,可设置防护门、隐形逃生通道,保证医务人员在紧急情况下有阻挡防护区域,可及时脱离危险区域。

(3)需在医院各区域配备一键式报警装置,保证医务人员能在第一时间向安全保卫科报警寻求支援。公共场所必要时可安装安全门禁系统。

(4)医院安全保卫工作需专人专职,提高快速反应能力。建立安保人员每日常态化巡逻、每周与辖区协警联合巡查的机制,可推行以固定岗为主,流动岗为辅的管理,以提升见警率。

(5)可配备智能人脸识别系统,通过在系统中设置目标布控人,自动将采集到的照片与目标人物比对,与公安系统联网,快速识别可疑犯罪人员,并及时告知警方。

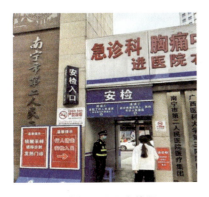

医院门口设立安检门

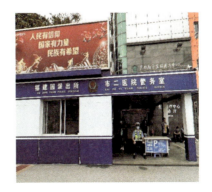

医院警务室与派出所联动

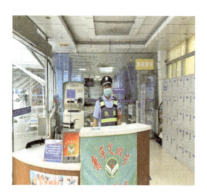
急诊科设立安保岗

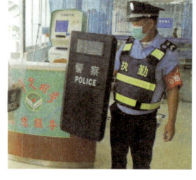
防暴盾牌

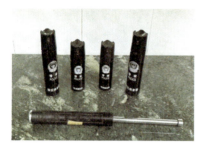
警棍、催泪喷雾器

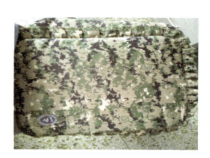
防暴坐垫

(6)建立应急代码系统:以一种颜色代表一类应急事件,当出现此类应急事件时,通过医院的广播系统播出应急代码,达到呼叫相关人员迅速到现场支援的目的。如采用黑色代码作为医院内暴力事件的应急代码,当患者或其家属、陪护人有暴力倾向并有可能对医务人员造成伤害时,医务人员立即通过电话、一键报警及时启动呼救。应急指挥中心用对讲机呼叫安保人员,同时利用微信群等在事发地附近区域发布信息,安保人员及邻近科室工作人员及时到场,保护医务人员人身安全,防止事态的进一步恶化。安保人员制服施暴者后可解除警报,并固化流程,培训医务人员。

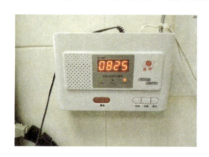
无线应急联网报警器

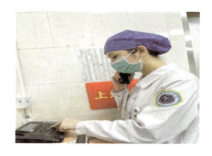
医务人员电话报警

3. 语言行为维度 开展相关教育培训和演练,训练医务人员对工作场所暴力事件的预测、认知、应对能力和与患者的沟通技巧。

(1)帮助医务人员制订有效的个人安全计划,强化安全意识、增强心理调适能力及应对技巧,来达到从个体角度防止自身成为医院暴力受害者的目的。

(2)通过学习识别暴力发生的迹象、解决冲突、管控侵袭和保持预防风险的方法。医务人员能够避免自身受医院暴力伤害,也更可能及时向负责人或团队预警并协助避免暴力事件升级。

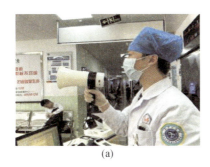 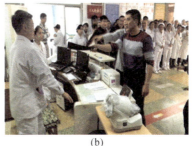

(a) （b）

医务人员疏散现场

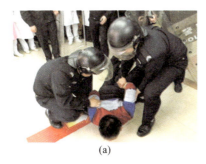 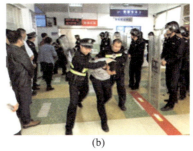

(a) （b）

安保人员制伏施暴者

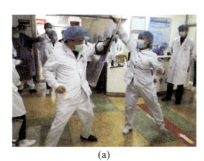 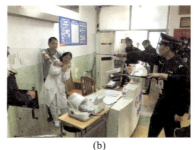

(a) （b）

防暴现场模拟演练

（四）建立医务人员遭遇暴力后的援助制度

1. 支持受害者 如需要，提供医疗照顾，并辅以心理疏导。提供舒缓和释放负面情绪的空间和方法，降低医疗暴力带来的影响和伤害。医务人员个人可以通过积极参加培训、心理专家的干预、适当有效沟通、积极的认知，及时发泄、疏导和调整情绪。

2. 尽可能找出事故发生的全部真相 如可能，从受害者处了解全部情况，取得目击者证词，与作案者谈话。必要时及时报警，由警察完成真相调查。

3. 合理的解决方法 若发生语言暴力侵袭时，医务人员应试图安抚患者或探视者。如果无效，则通过报警按钮，寻求援助，然后记录这一事故。在严重威胁的事故中，应立即按下报警按钮，安保人员采取干预措施，给施暴者亮"黄牌"，记录事故并向警察报告。

4. 及时有效地处置 一旦身体暴力事故发生，立即按下报警按钮报警，安保人员采取干预措施，给施暴者亮"红牌"，记录事故并向警察报告。

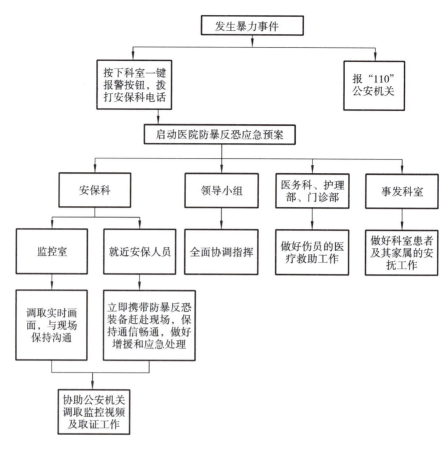

医院发生暴力事件的处理流程图

【知识链接】

工作场所暴力的管理

现状：某地医院暴力事故率正在升高。

行动：为了解决这种上升趋势，管理部门组建了一个冲突预防和解决团队。这个决策要求花费医务人员的时间，但是不能增加额外的资源。该团队对医院不同部门展开巡视，以探测可能升级为医院暴力的情况。如果发生了一起纠纷或冲突，他们会请家庭成员或探视者（包括患者）到远离人群和噪声的专用房间，冷静地讨论这件事情。负责解决冲突的团队成员尝试了解事情的缘由，并促进纠纷解决，使其不发展为医院暴力事件。

结果：自从该医院成立这个团队以来，医院暴力事件已减少。

【课后测试】

一、选择题

1. 从医务人员的角度，引起医疗纠纷和暴力事件的原因是（　　）。

A. 医患双方信息不对称

B. 告知义务履行不当

C. 医院内部科室及人员之间在诊疗过程中的医际沟通不畅

D. 以上都是

2. 从患者的角度,引起医疗纠纷和暴力事件的原因是(　　)。

A. 患者及其家属不了解医学的特殊性,对医疗效果的期望不切实际

B. 患者维权意识日益增强

C. 医疗服务水平和服务意识跟不上步伐

D. 以上都是

3. 从医院的角度,引起医疗纠纷和暴力事件的原因是(　　)。

A. 医院提供的综合服务不够人性化

B. 部分医院过度追求经济利益,不合理收费

C. 医院纠纷处理机制不健全,医院对医疗纠纷处理不及时、不重视

D. 以上都是

4. 医院暴力的分类有(　　)。

A. 心理暴力　　B. 身体暴力　　C. 性暴力　　D. 以上都是

5. 医务人员免受暴力侵袭的有效对策有(　　)。

A. 加强医患之间的沟通,重建医患之间的信任

B. 遵循"先处理患者的情绪,后处理事情"的原则

C. 良好的沟通技能和人文关怀

D. 以上都是

二、典型案例讨论

【案例1】　某日凌晨,一位老人在儿子的陪同下来某医学院附属医院就诊,值班的李医生为老人开药输液。老人输液10多分钟后出现不适症状,李医生随即将老人送到抢救室急救。经急救,老人并无大碍,但其家属却非常激动,认为李医生用错药,将李医生一脚踹翻在地。

【案例2】　凌晨1点多,一名捂着头的男青年在朋友搀扶下来到某医学院附属医院急诊科。当时值班的刘医生正在给一名膝部受伤的孩子进行处置,他见男青年伤口已经停止流血并有结痂,不是危重病号,就交代护士先对其进行常规处理,自己则返回处置室继续为孩子治疗,却不料处置室的门随后被受伤男青年及其同伴踹开,一记重拳打在刘医生面部。经检查,刘医生鼻骨骨折、移位,流血量约100 ml。

分组讨论:请你分析以上案例中患者及其家属或陪护人暴力伤医可能的原因。作为医务人员,应如何防范?

【临床考核】

考核目标:能认识暴力事故和识别暴力侵袭的风险,采取有效的措施防范医务人员暴力侵袭事件的发生,能写出医院发生暴力事件的处理流程。学生在临床实践中,体现出服务意识、法律意识及安全意识。

考核要求:考核包含形成性考核和综合性考核两部分,要求学生保质保量完成各项考核项目,要求带教教师认真完成考核结果的记录。本单元考核的结果作为本课程综合成绩评定的依据。

一、形成性考核

问题与回答	教师评价
1.在临床工作中,你认为医院暴力可由哪些因素引发?(至少写出3个)	
2.如果发生医院暴力事件,你认为应该如何处理?写出处理流程。	
3.为了防范医患纠纷,你认为该如何与患者沟通?请说出沟通的要点。	

续表

评估结果
教师对学生的整体表现:满意□ 不满意□
教师评语:
教师签名: 日期:
学生反馈:
学生签名: 日期:

二、综合性考核(案例分析)

问题与回答	教师评价
1.你或你的同伴发生过或听说过暴力伤医事件吗?请描述发生的过程。	

续表

问题与回答	教师评价
2.分析发生暴力伤医事件的原因,针对性提出防范措施。	
3.在临床护理工作中一旦发生暴力事件,你认为应迅速采取哪些紧急处理措施?	
评估结果	

教师对学生的整体表现:满意□　不满意□

教师评语:

教师签名:	日期:

续表

学生反馈：

| 学生签名： | 日期： |

参考文献

[1] 张敏.武汝廉.《血源性病原体职业接触防护导则》(GBZ/T 213—2008)实施应用指南[M].北京:科学出版社,2018.

[2] 张敏.改善医护人员工作条件行动手册[M].北京:科学出版社,2015.

[3] 肖平.医院职业暴露与防护[M].北京:人民卫生出版社,2004.

[4] 丁淑贞,姜平.实用护理职业防护管理[M].北京:中国协和医科大学出版社,2014.

[5] 宋莉娟,杜苗.护士安全与职业防护[M].武汉:华中科技大学出版社,2019.

[6] 李建民,甘泳江,汪莉,等.某大型综合医院医护人员血源性病原体职业暴露调查[J].广西医学,2018,20(40):2441-2443.

[7] 尹颂超,张云青,杨素莲,等.2014—2016年医务人员职业暴露调查分析与防护对策[J].中国卫生检验杂志,2018,19(28):2414-2416.

[8] 江智霞,王汇平,权明桃,等.基于行为安全的医护人员血源性职业暴露综合干预[J].护理学杂志,2016,31(24):93-95。

[9] 曹培.新进医护人员职业暴露防护干预效果观察[J].实用临床护理学杂志(电子版),2017,2(4):2-3.

[10] 张红,高欢玲,李红梅,等.护理实习生的职业态度及其发生锐器伤的影响因素[J].中国当代医药,2018,25(25):160-163.

[11] 杨永丽,周意,刘慧珠.护士职业性肌肉骨骼疾患的危险因素及防护对策[J].护理学杂志,2008,23(2):76-78.

[12] 段萍,吴淑华,马新利.护士职业性肌肉骨骼损伤影响因素研究进展[J].护理研究,2012,14:1259-1260.

[13] 辛文英.护理人员配制化疗药物的职业危害及防护[J].中国实用医药,2010,5(27):266-267.